U0877011

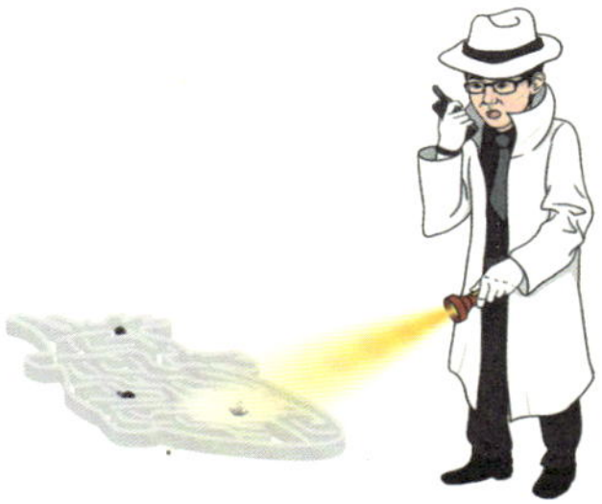

梁教授带您缉拿心脏缺血幕后黑手

梁春 编著

上海交通大学出版社
SHANGHAI JIAO TONG UNIVERSITY PRESS

内容提要

缺血性心脏病现已成为危害人民健康的“第一杀手”。因其突发性、隐匿性的特点，易被忽视而耽误救治，进而导致猝死。虽然冠状动脉粥样硬化是缺血性心脏病的最主要病因，但是冠状动脉痉挛、微循环障碍也不容忽视。本书基于真实病例改编，病因疑点重重，情节跌宕起伏，诊治过程犹如悬疑推理破案，层层抽丝剥茧。读者可跟随梁教授的步伐，在缉拿心脏缺血幕后黑手的同时，学到缺血性心脏病的相关科普知识，加深对该疾病的认识。

图书在版编目（CIP）数据

带您缉拿心脏缺血幕后黑手 / 梁春编著. — 上海：上海交通大学出版社，2024. 8 — ISBN 978-7-313-31253-2

Ⅰ. R541-49

中国国家版本馆CIP数据核字第2024LA5130号

带您缉拿心脏缺血幕后黑手
DAI NIN JINA XINZANG QUEXUE MUHOU HEISHOU

编　　著：梁　春
出版发行：上海交通大学出版社　　地　　址：上海市番禺路951号
邮政编码：200030　　电　　话：021-64071208
印　　制：上海锦佳印刷有限公司　　经　　销：全国新华书店
开　　本：710mm × 1000mm　1/16　　印　　张：6
字　　数：79千字
版　　次：2024年8月第1版　　印　　次：2024年8月第1次印刷
书　　号：ISBN 978-7-313-31253-2
定　　价：28.00元

版权所有　侵权必究
告读者：如发现本书有印装质量问题请与印刷厂质量科联系
联系电话：021-56401314

编委名单

主　编　梁　春

副主编　牛文豪　胡耀钧

编　委（按姓氏汉语拼音排序）

陈　慧　陈　挺　陈利青

陈一泓　敬川雄　厉　娜

曲芸龙　汪沁沁　王家美

文　凤　赵　健

插　图　欧阳易德

序言

当今缺血性心脏病的发病呈“井喷”趋势且低龄化加剧。因其突发性、隐匿性的特点，易被忽视而耽误救治，进而导致猝死。据预测，未来10年我国缺血性心脏病的患病率仍将快速增长，为应对这一紧迫趋势，我国明确提出了“健康中国”战略。医学科普是积极推进“健康中国”战略的重要手段，可潜移默化地提高国民的健康意识，促进大众对缺血性心脏病的认识。

梁春教授团队在延续前期《梁教授带您探秘心脏血管微世界》的基础上，编写了《带您缉拿心脏缺血幕后黑手》。本书以漫画风格为主，看图说话，通过故事引导的形式展开叙述；以临床真实病例为基础，在创作风格上采用侦探破案的手法，通过发现的诸多疑点和线索，层层解开隐藏的真相。

本书围绕缺血性心脏病展开，并结合临床实际，深入浅出，逻辑推理缜密。读者在跟随“破案”、查明病因的过程中有较好的参与感，不知不觉在病因真相揭秘后，学到一些关于缺血性心脏病的科普知识，并从中获益。愿您在阅读之余亦有所收获，健康永相随。

目录

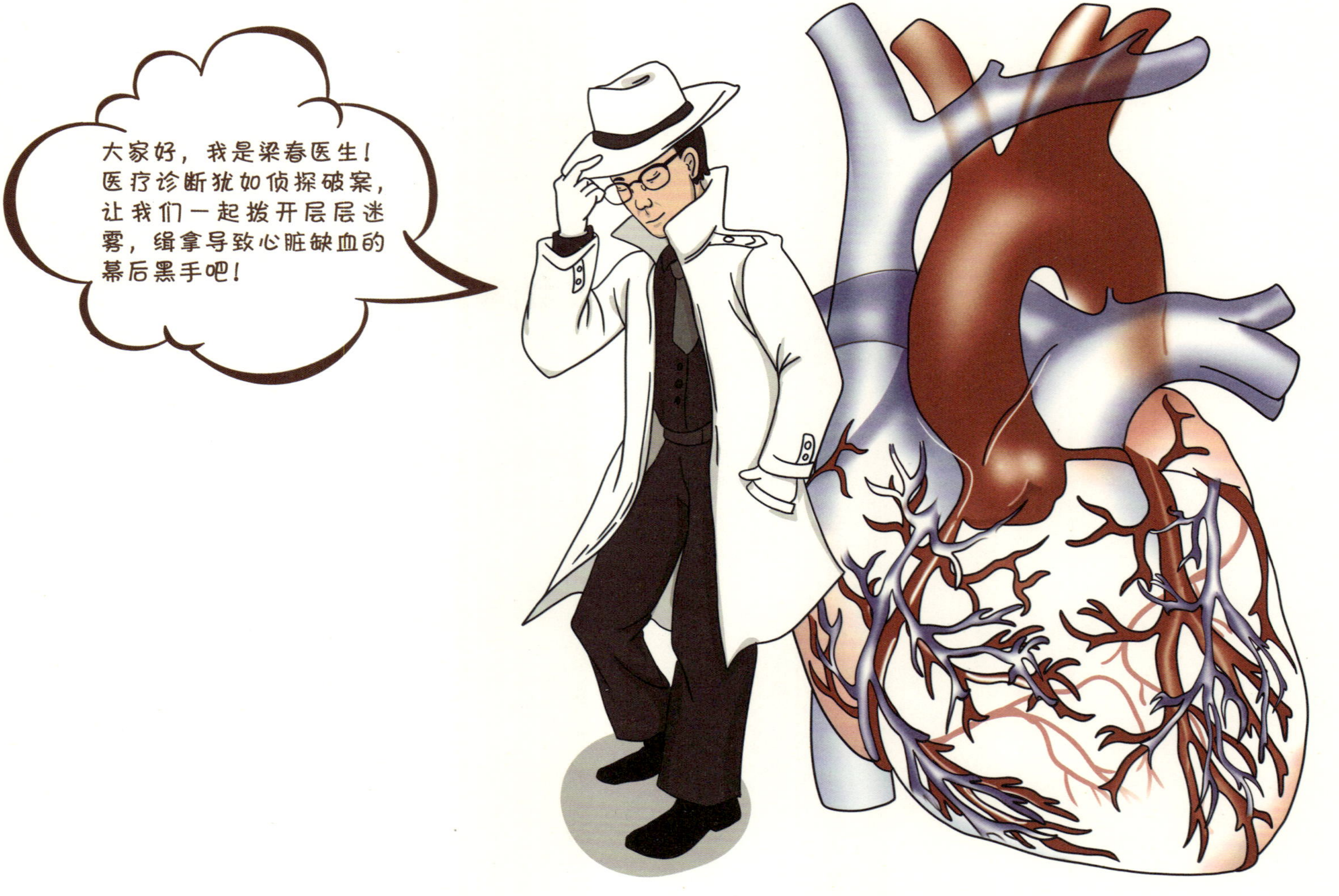
大家好，我是梁春医生！医疗诊断犹如侦探破案，让我们一起拨开层层迷雾，缉拿导致心脏缺血的幕后黑手吧！

人物介绍

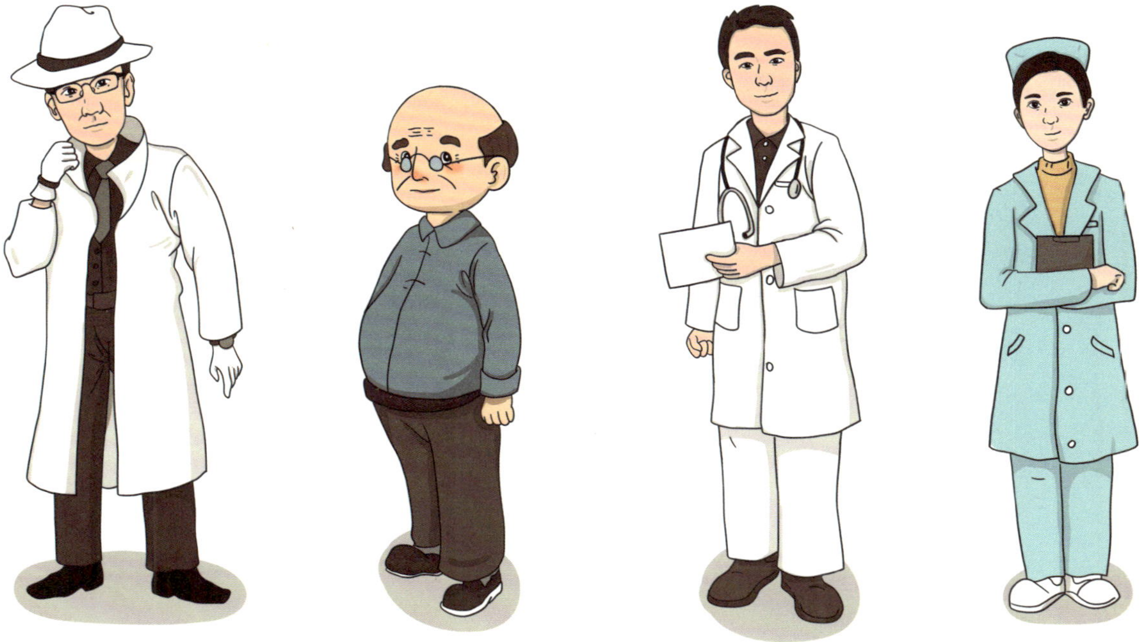

梁教授：心内科主任，教授。

张大爷：60岁，退休。体形偏胖，饮食偏油腻，喜欢吸烟、饮酒。

医生甲：梁教授的助手。

护士乙：梁教授的助手。

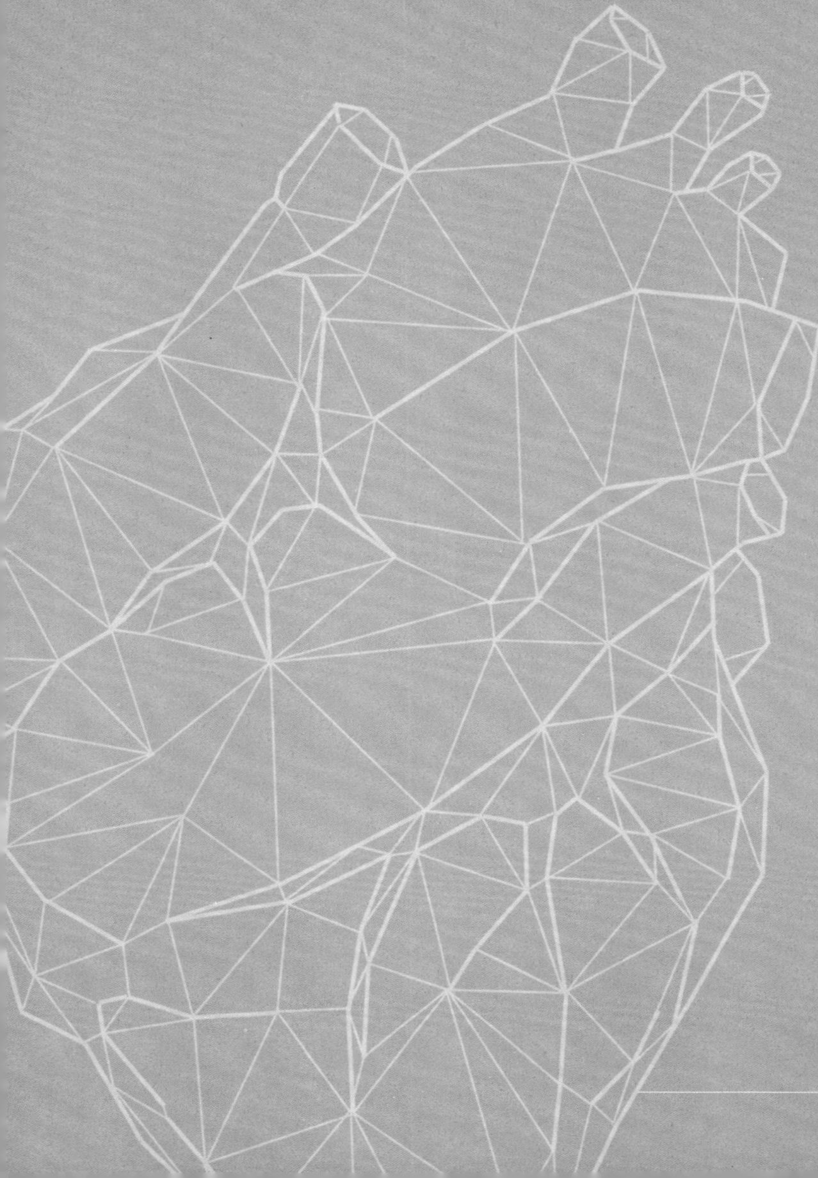

猝不及防，乐极生悲

蹊跷的致命胸痛

带您缉拿心脏缺血幕后黑手

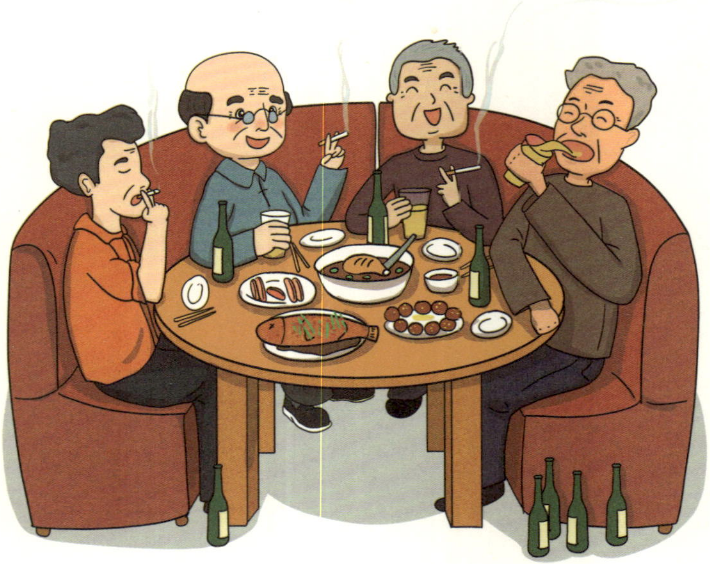

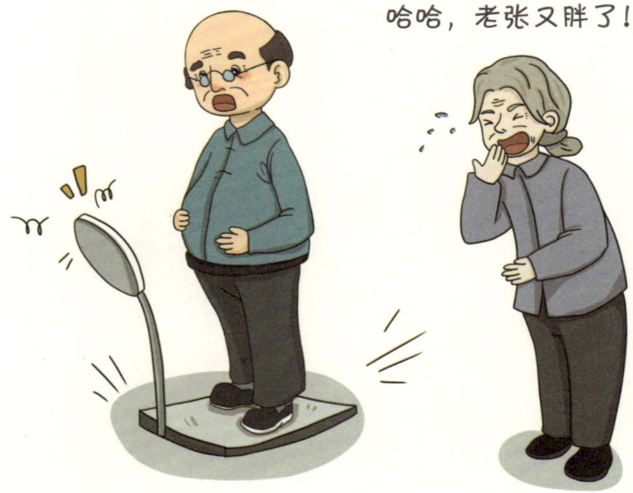

时光荏苒，已经退休了的张大爷，如众多普普通通的老年男性一样，迎来了平凡而幸福的新生活。

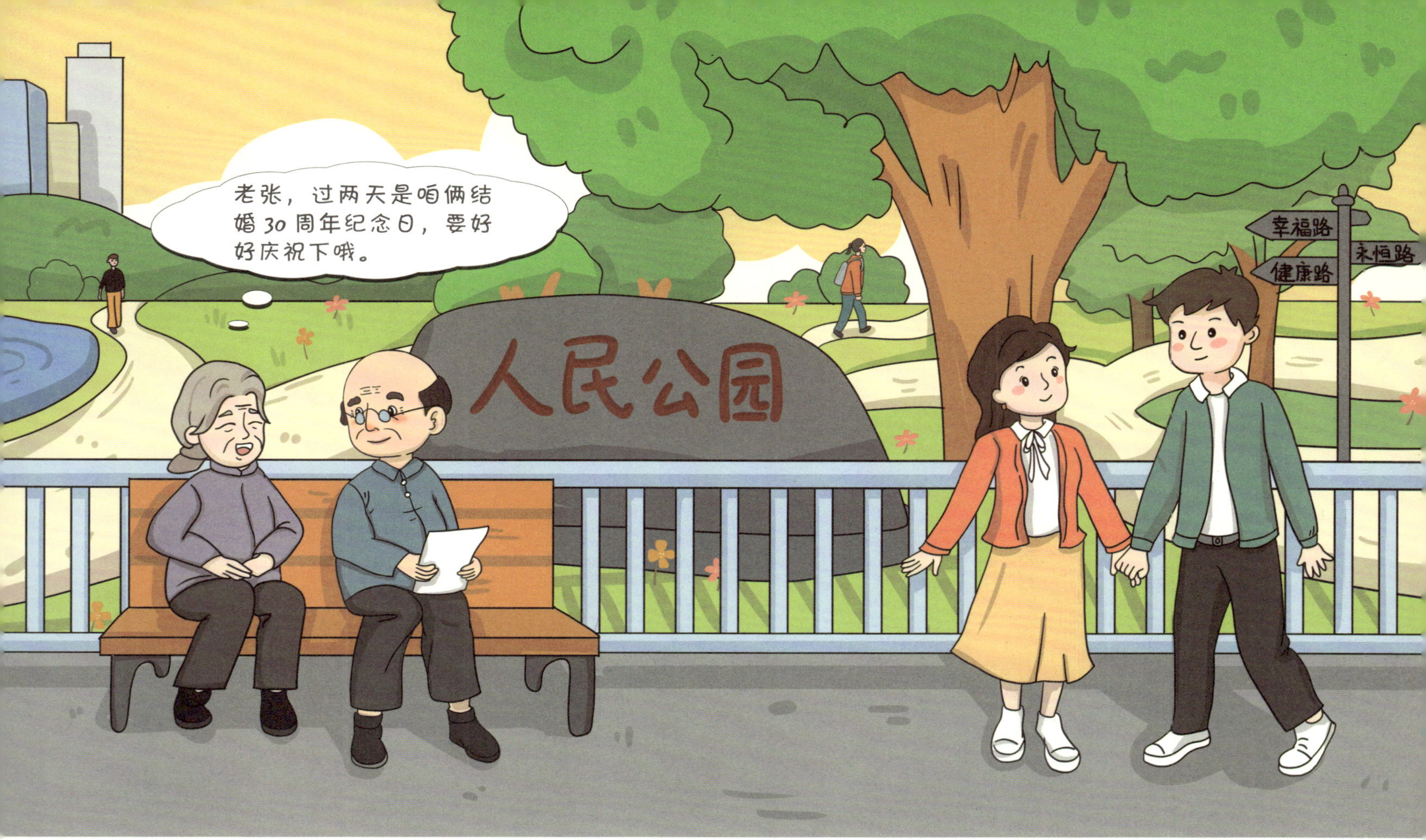
老张，过两天是咱俩结婚30周年纪念日，要好好庆祝下哦。
幸福路
永恒路
健康路
人民公园

退休后的闲暇时光，在初识初恋的老地方，张大爷的夫人黄阿姨突然想到……

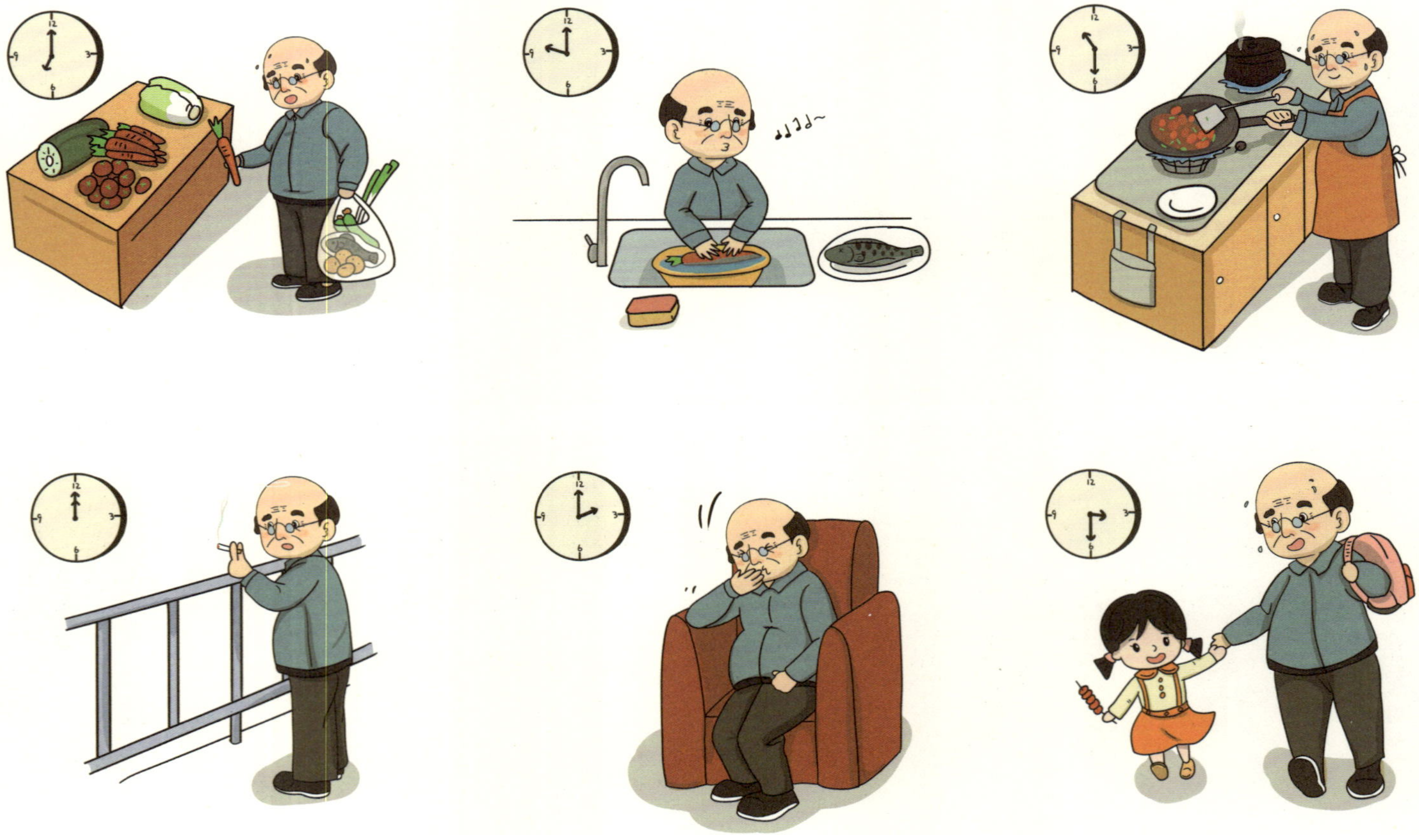

在珍珠婚纪念日这一天，张大爷日程排得很满，紧张而又忙碌、累并快乐着。

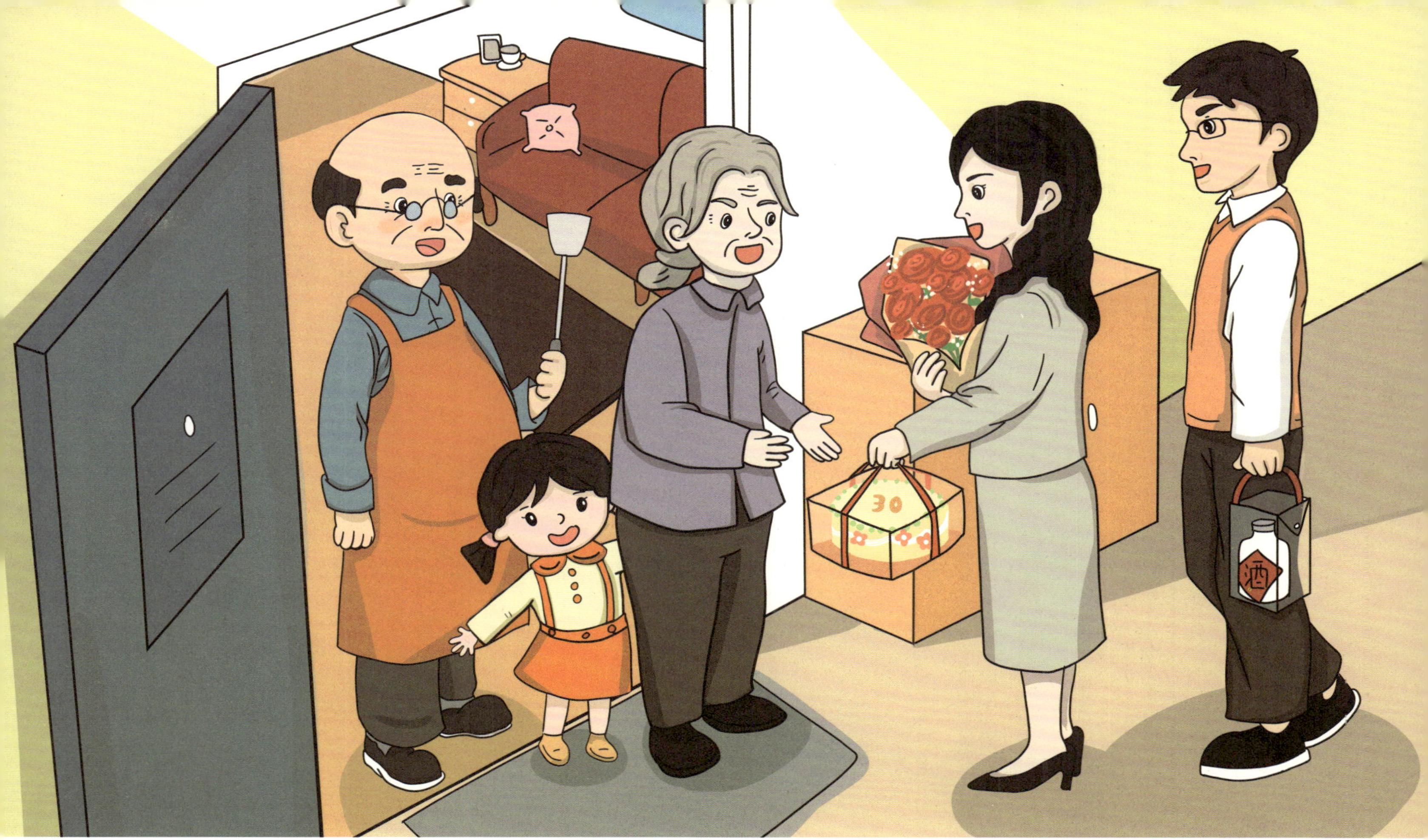

女儿一家三口在下班后来到了家里，为老两口庆祝30年的珍珠婚。

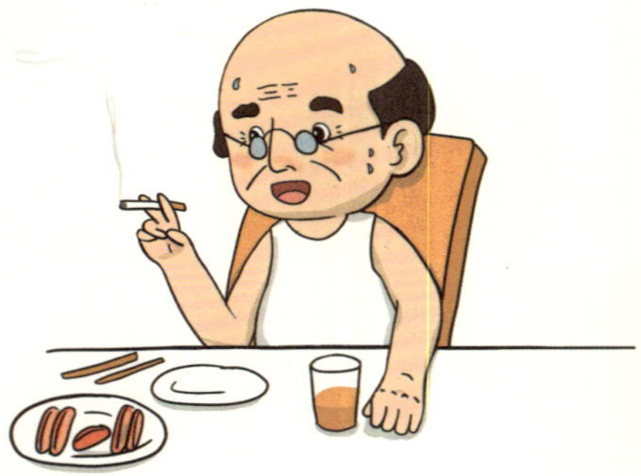

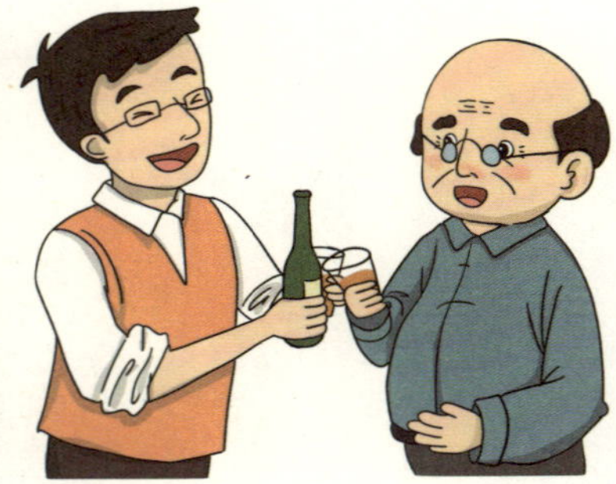

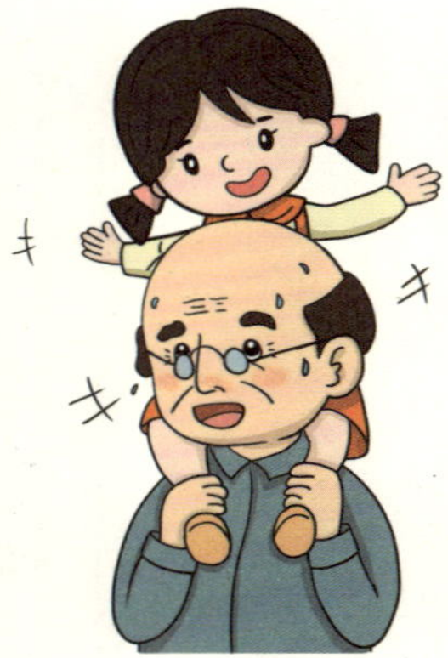

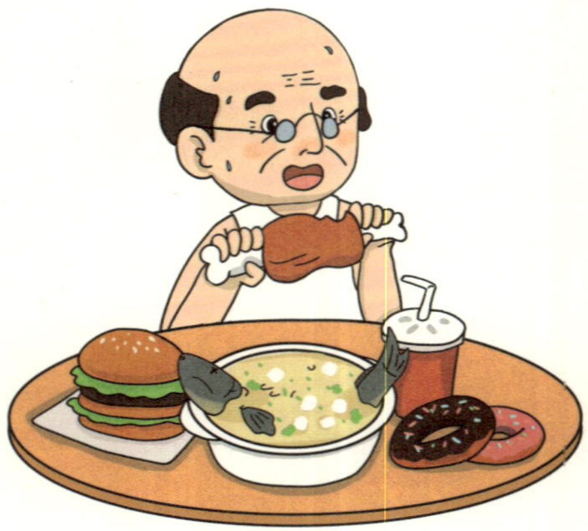

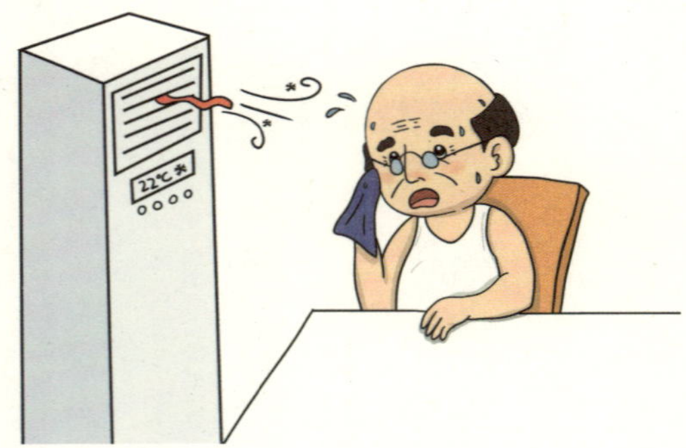

有了美食和美酒，当然香烟也必不可少，一家人其乐融融，张大爷尤其激动、兴奋。

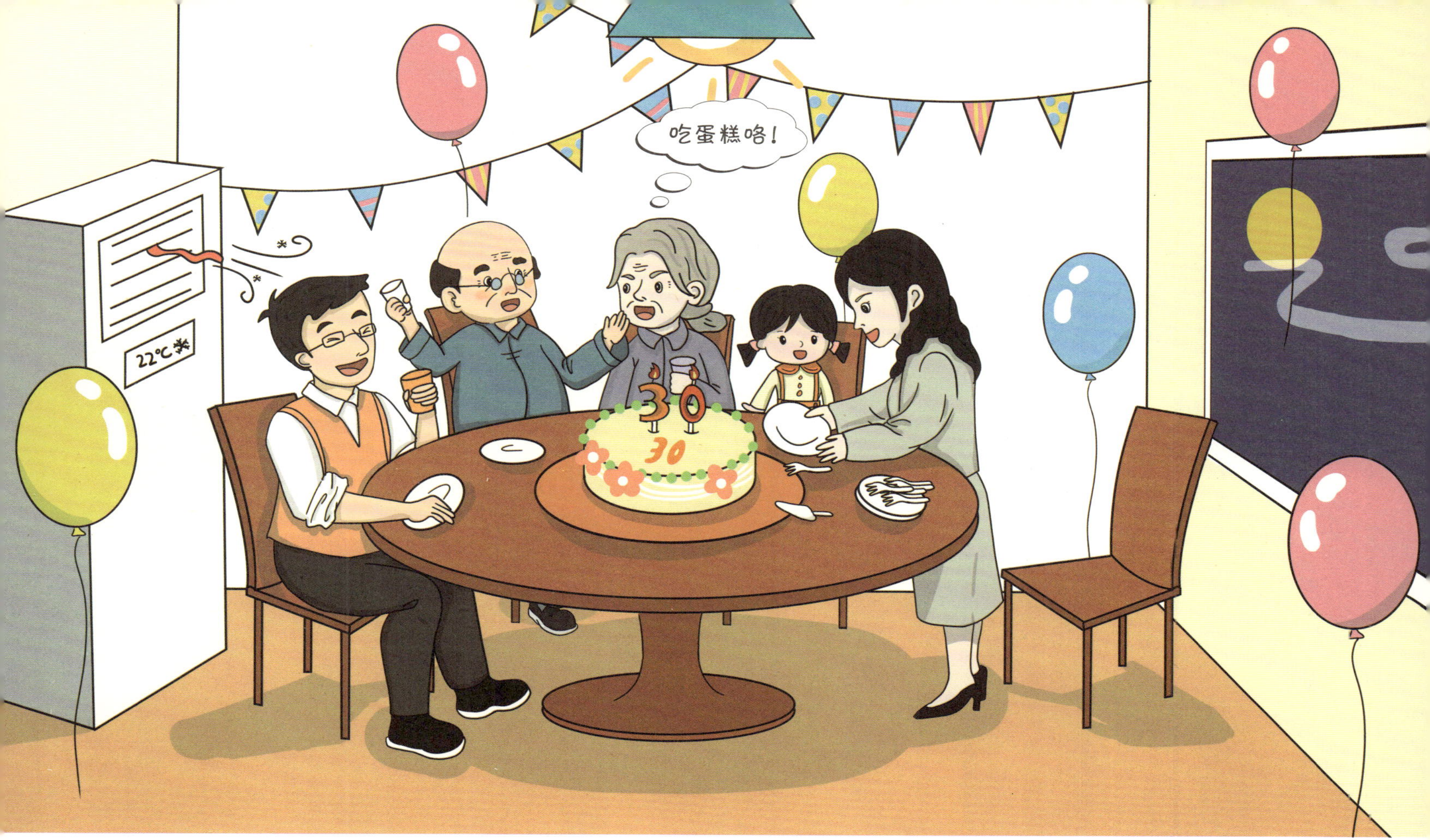

仪式感满满，庆祝30年珍珠婚的蛋糕被端上来了。

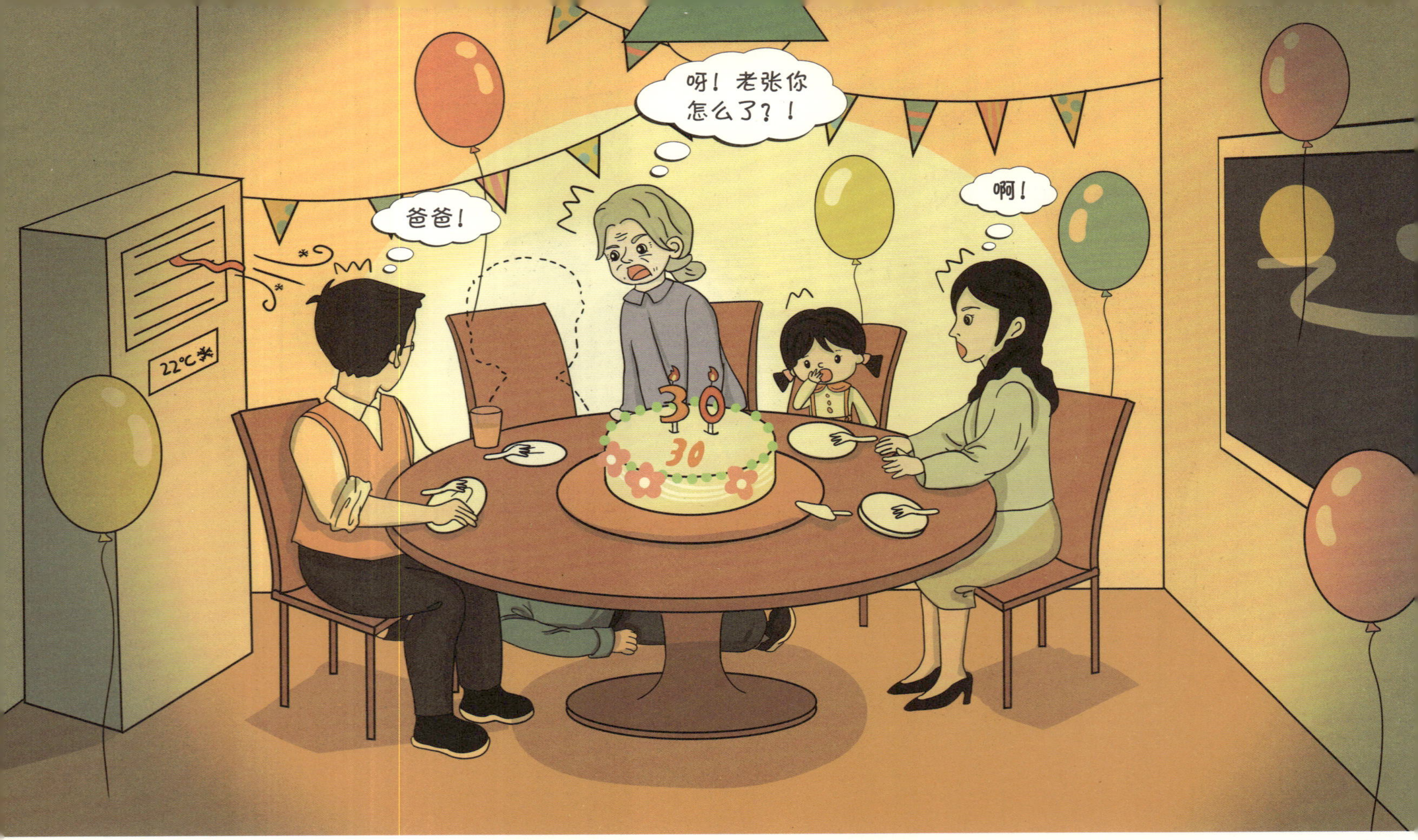

　　熄灯，正准备吹蜡烛，突然“砰”的一声，张大爷紧捂胸口摔倒在地板上。

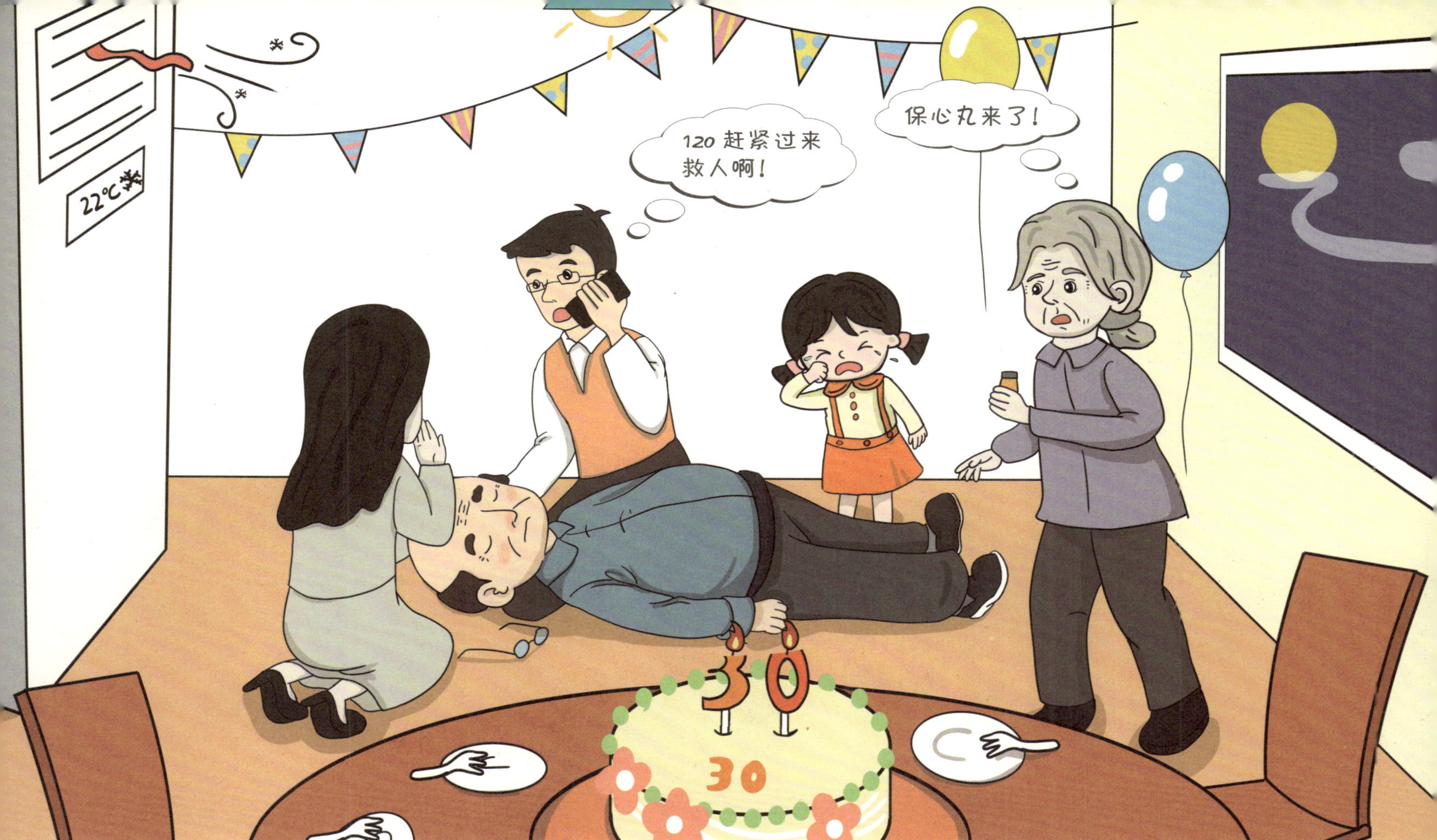
22℃
120 赶紧过来
救人啊！
保心丸来了！
30
30

大家慌成一团，张大爷感觉胸闷、胸痛，大汗淋漓，有濒死感；黄阿姨赶紧拿来他常吃的保心丸；女婿紧急呼叫120救护车。

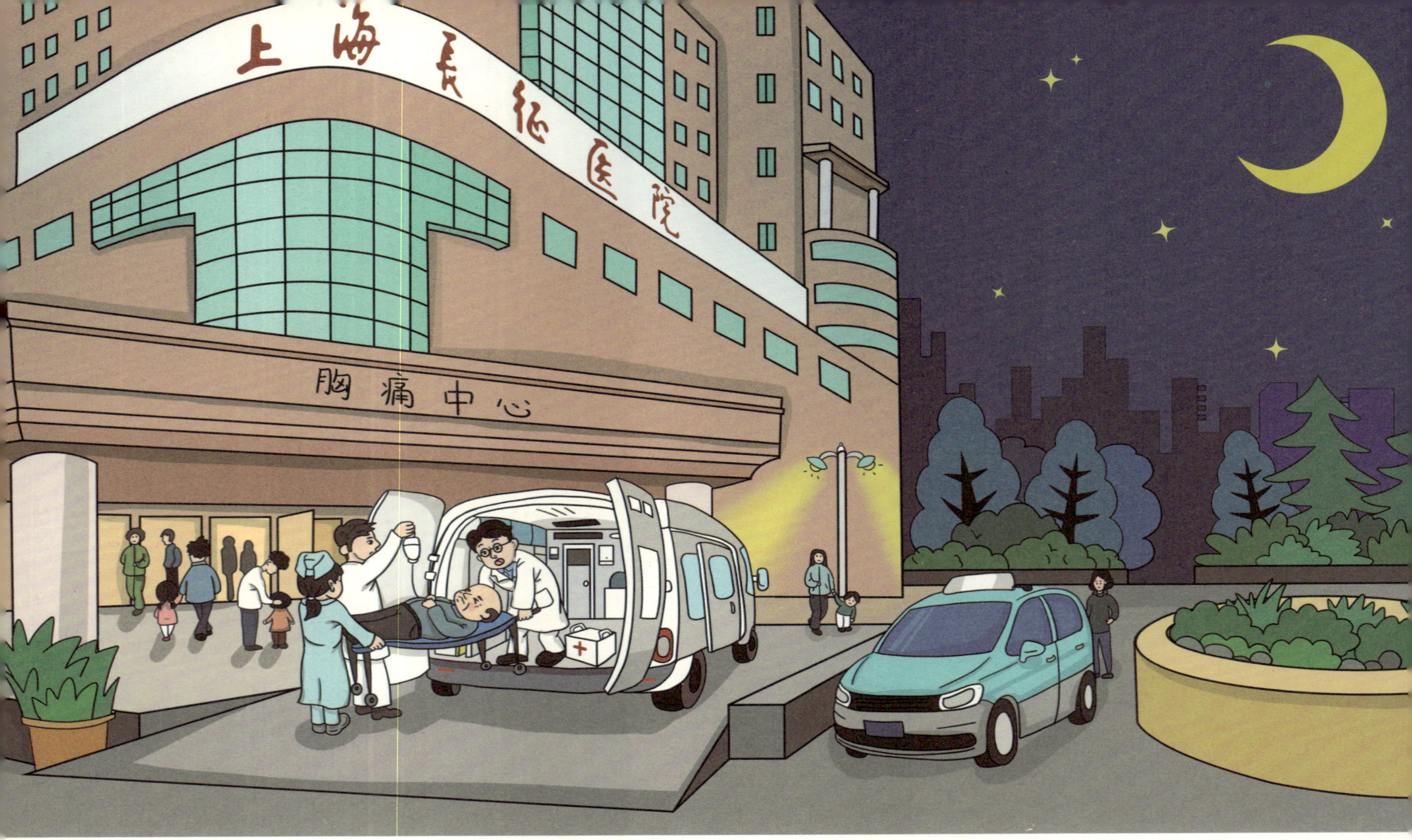

伴随着120救护车的呼啸声，医护人员迅速地将张大爷送到上海长征医院胸痛中心的绿色通道。

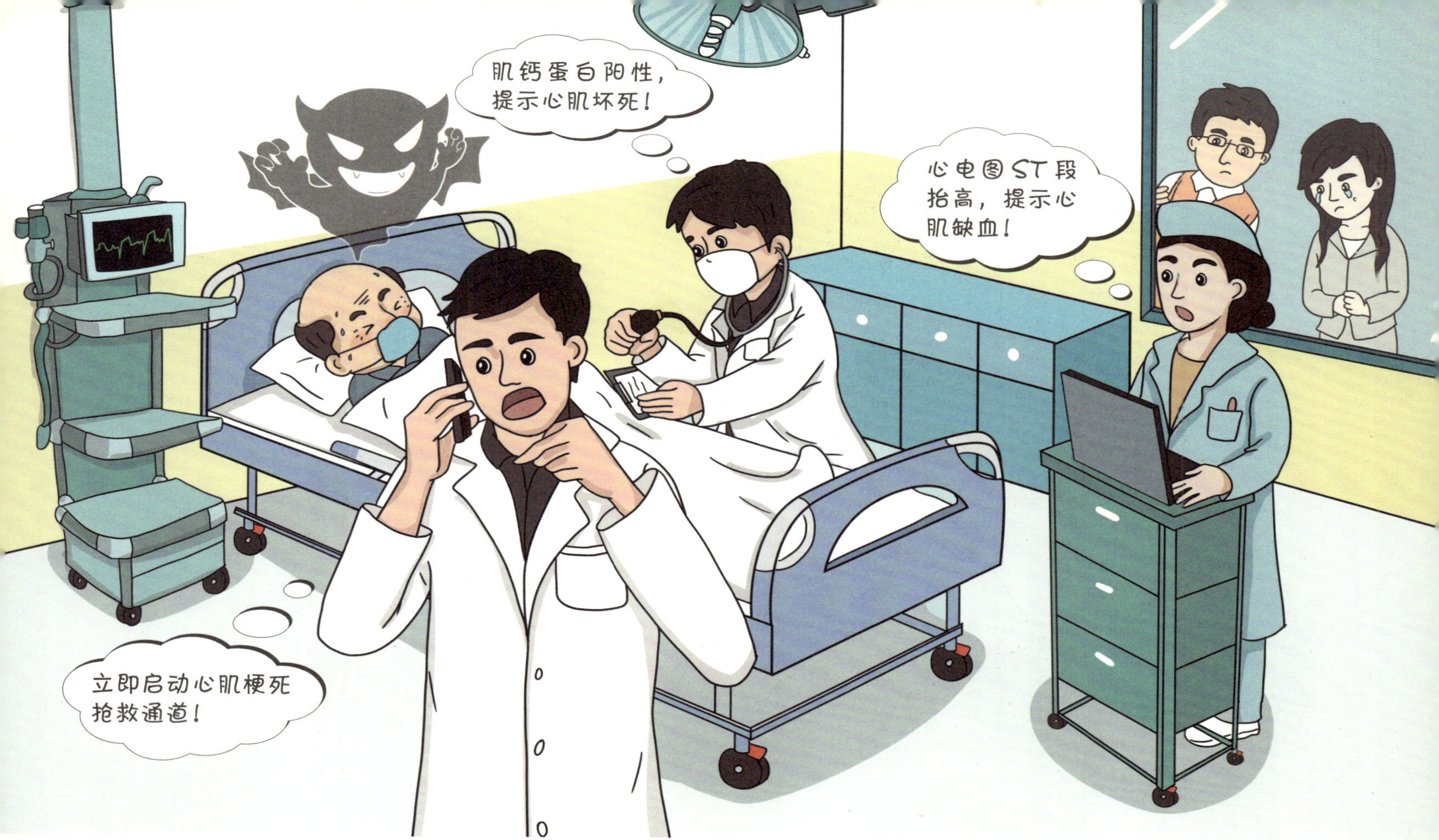

医护人员马上对张大爷进行了检查和救治，果不其然，诊断结果提示是急性心肌梗死！

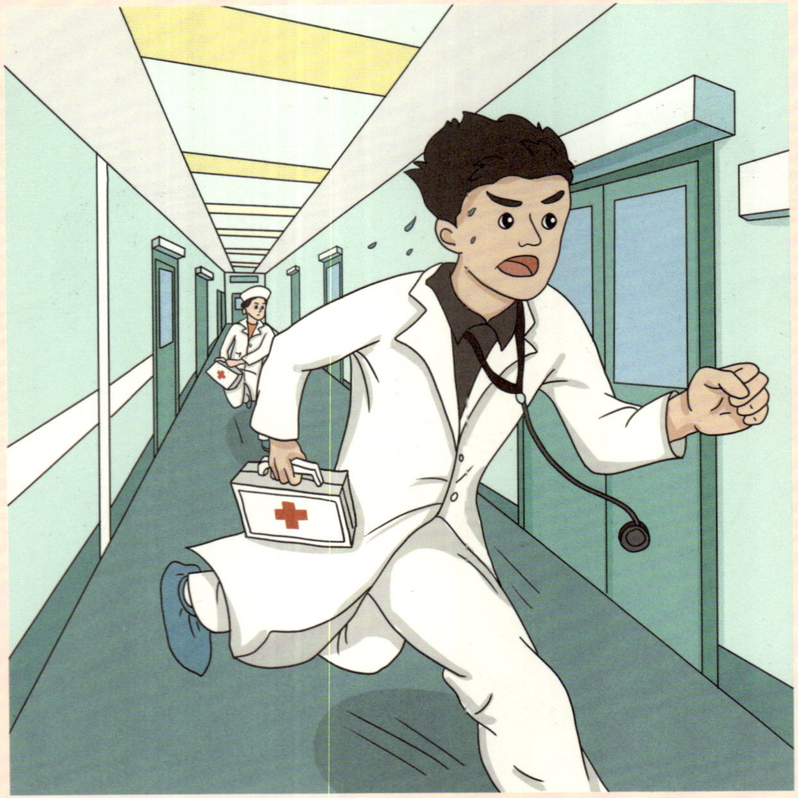

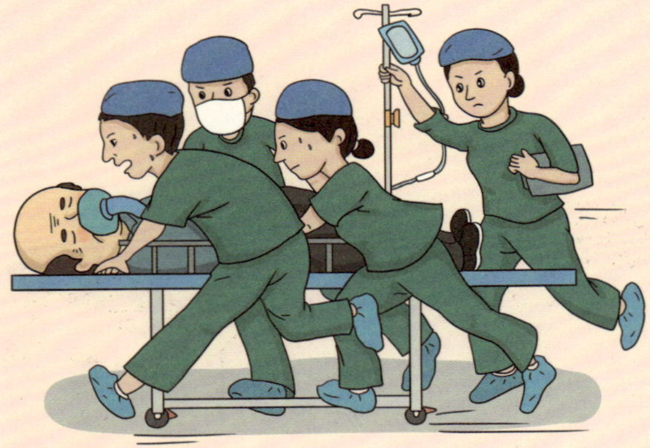

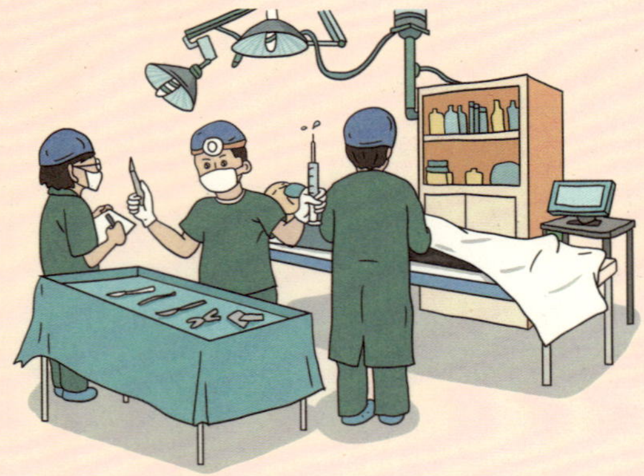

时间就是心肌，时间就是生命！快速启动胸痛中心急性心肌梗死的抢救模式。

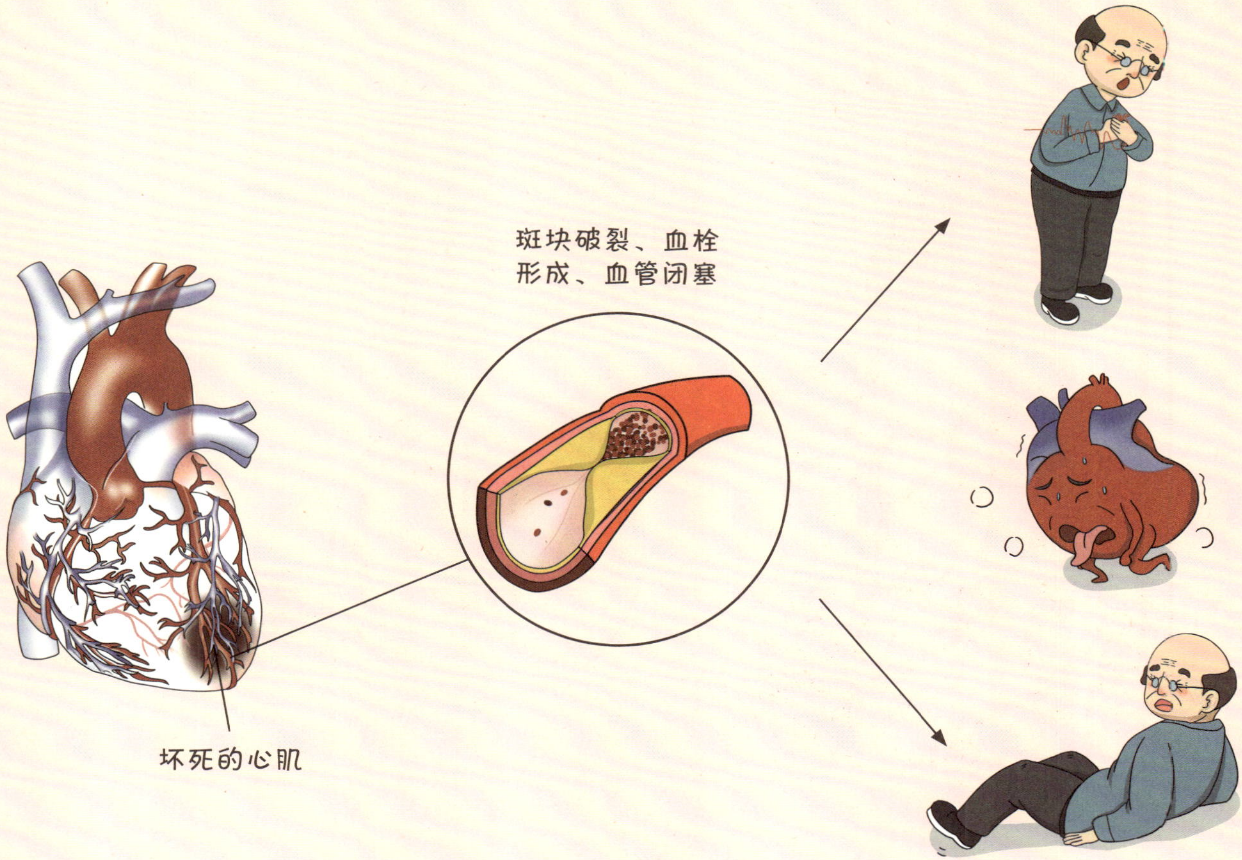

急性心肌梗死主要是动脉粥样硬化斑块破裂，继发血栓形成，完全阻塞血管，引起心肌缺血，最终导致心肌坏死。此病极其凶险，可引起恶性心律失常、心力衰竭，甚至猝死。因此，救治必须争分夺秒！耽误不得！

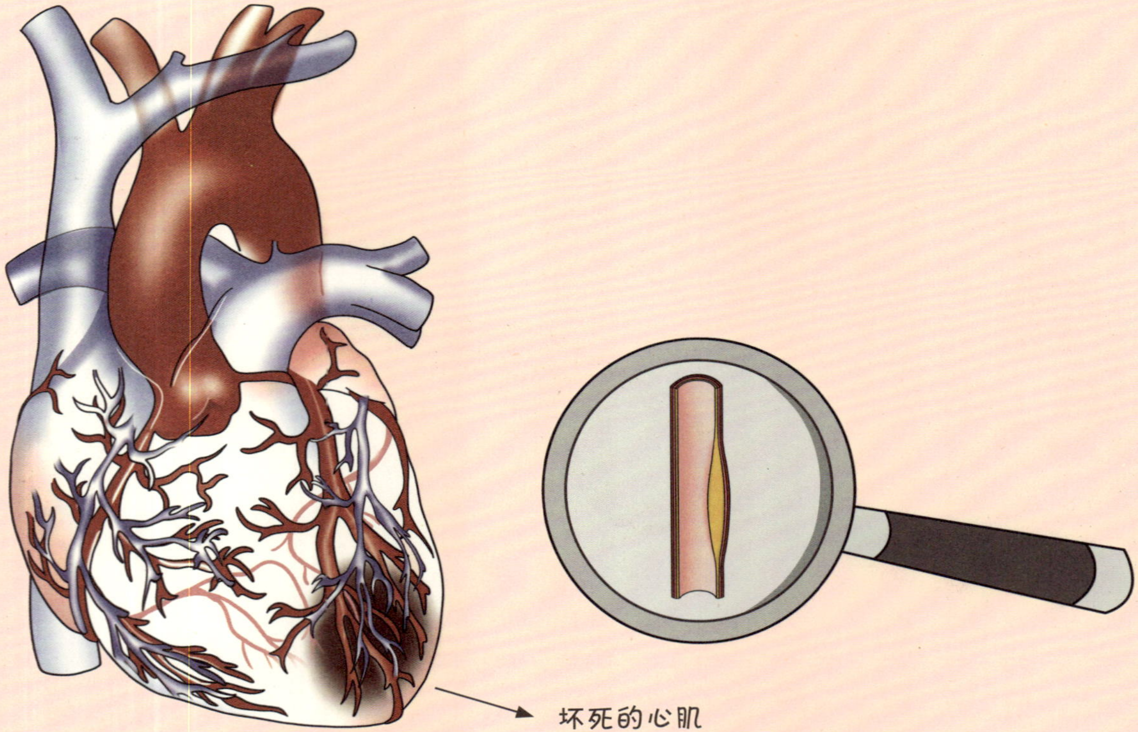

然而老张的冠状动脉造影结果却出人意料，虽然有心肌坏死，但供应此区域心肌的冠状动脉只有轻度的狭窄，并没有闭塞！

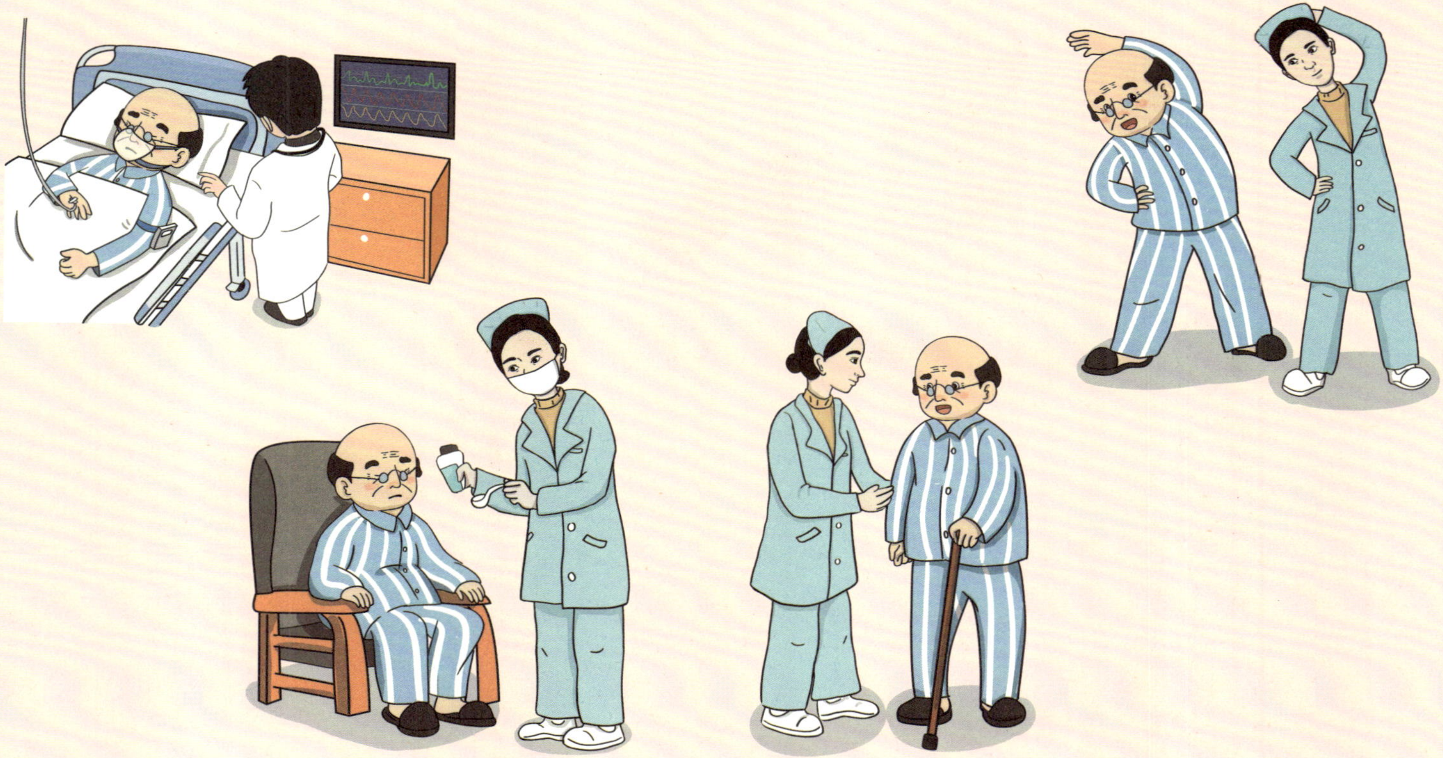

虽然疑点重重，但在医护人员的严密监护和精心治疗下，张大爷安然度过了危险期，仿佛一切又恢复了风平浪静。

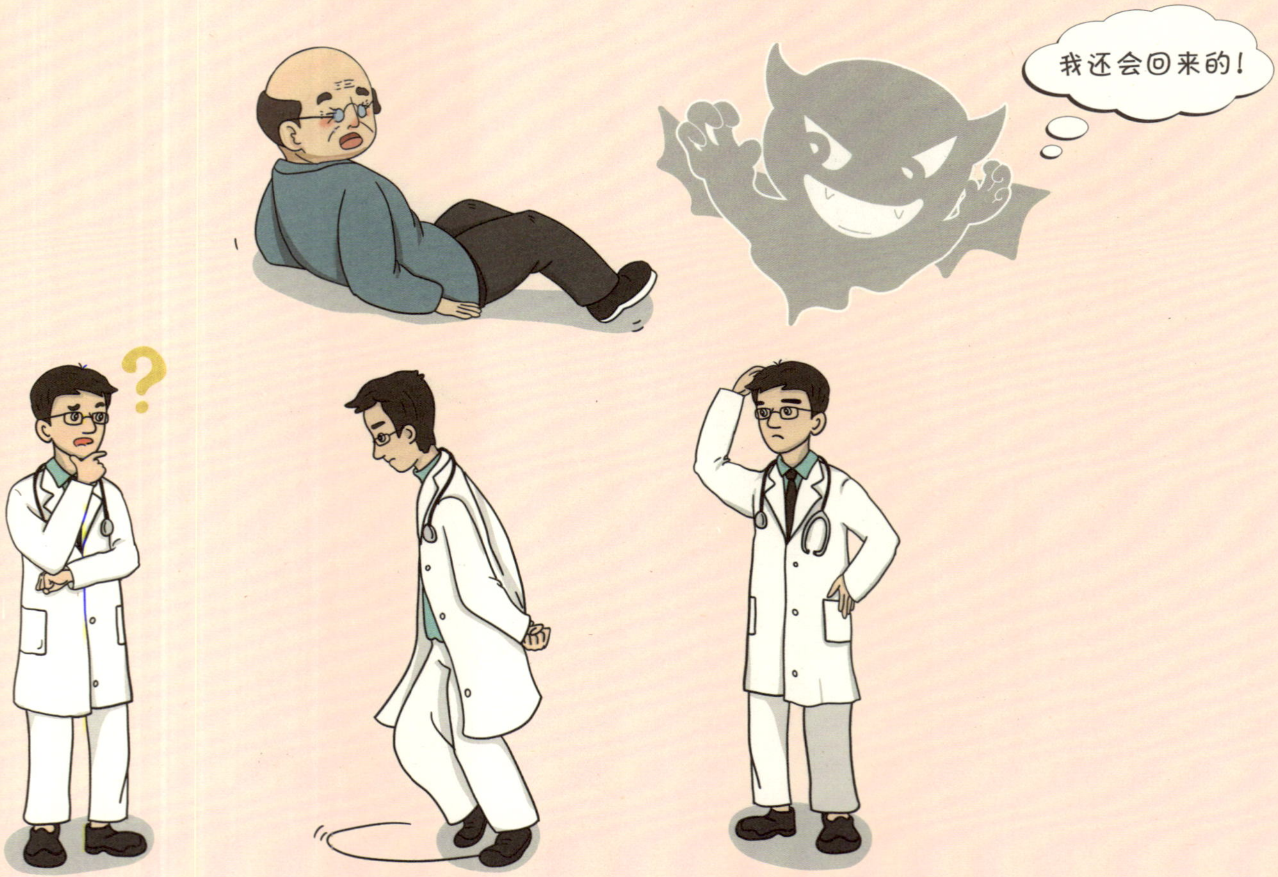

医生们也犯起了嘀咕：心肌坏死原因不明，胸痛是否还会卷土重来？

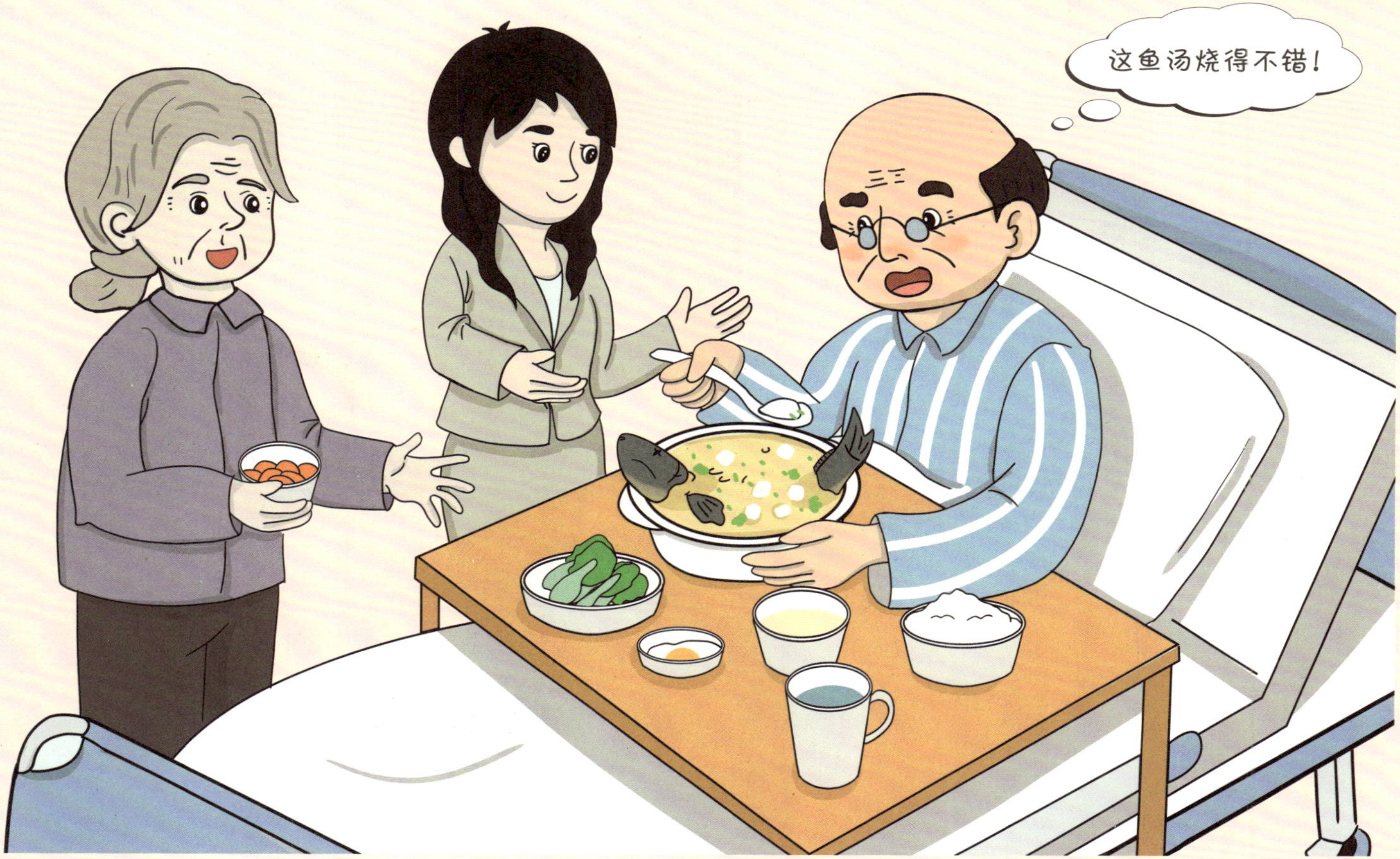

张大爷明天就要出院了，一家人心情都很好。这天晚上，家人为张大爷准备了营养丰富的晚餐。

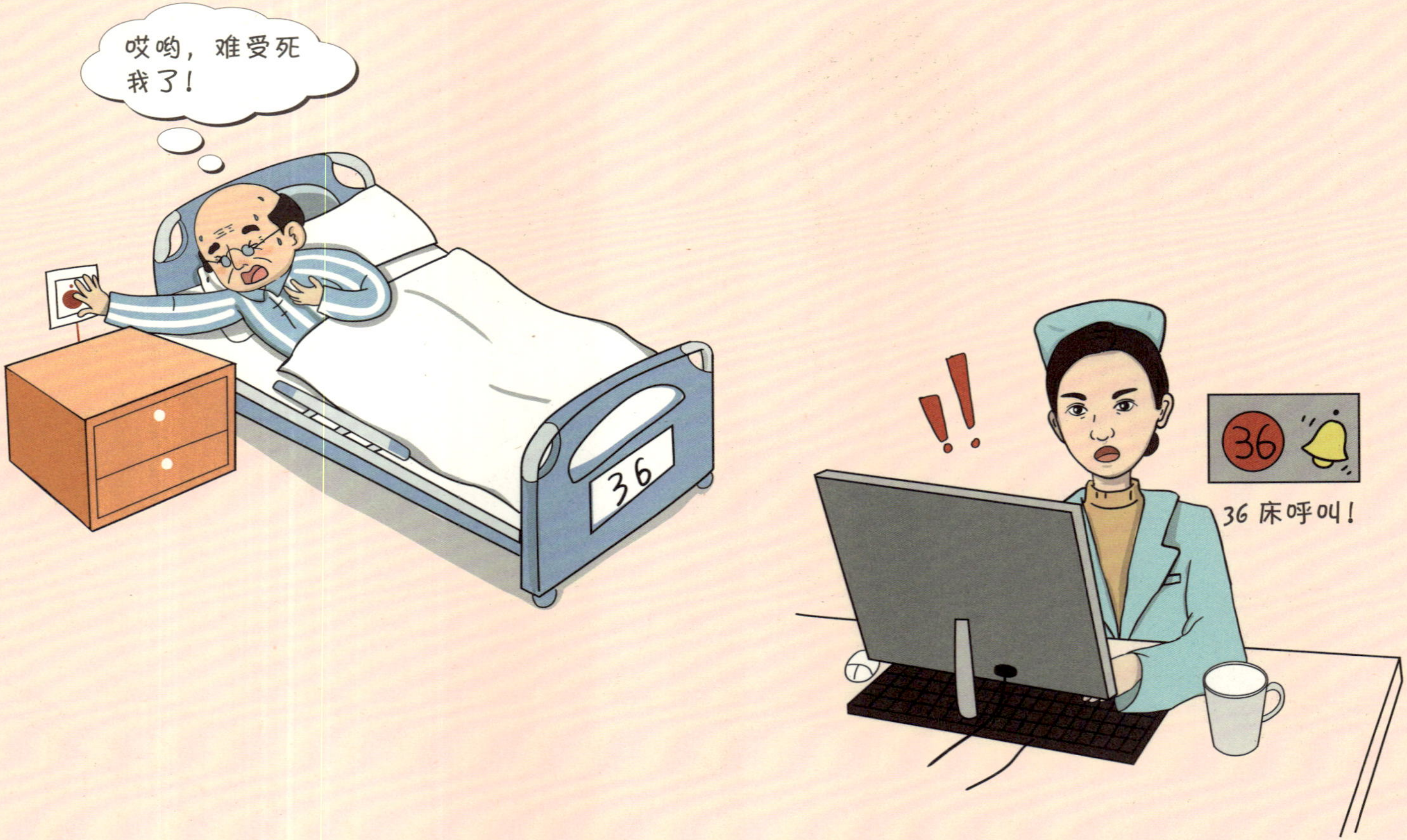

但万万没想到，家人刚离开不久，张大爷胸痛、胸闷的症状就突然再次发作！

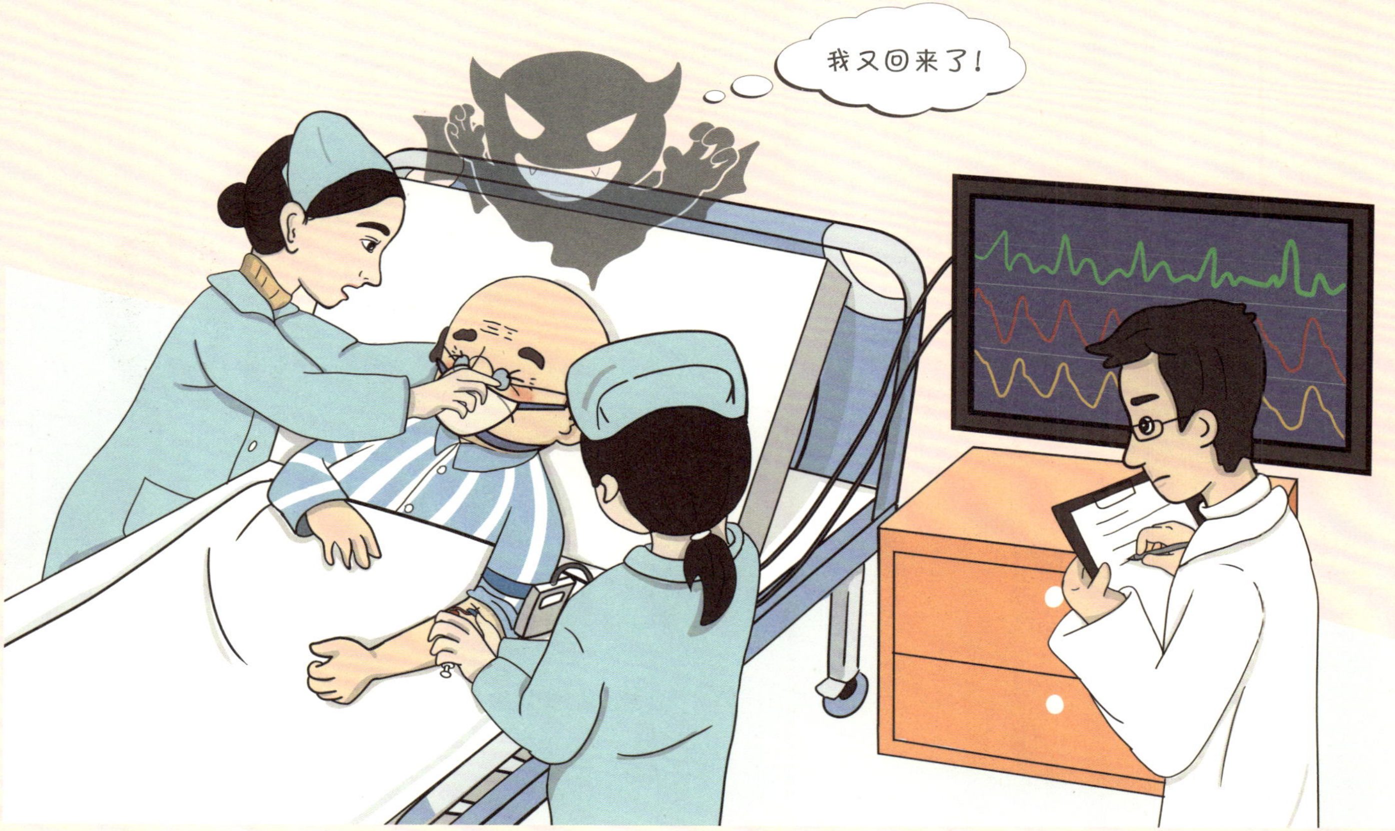

简直就是第一次发病时的情景再现，心电图以及肌钙蛋白检测再次异常，不明原因的急性心肌梗死又发作了！

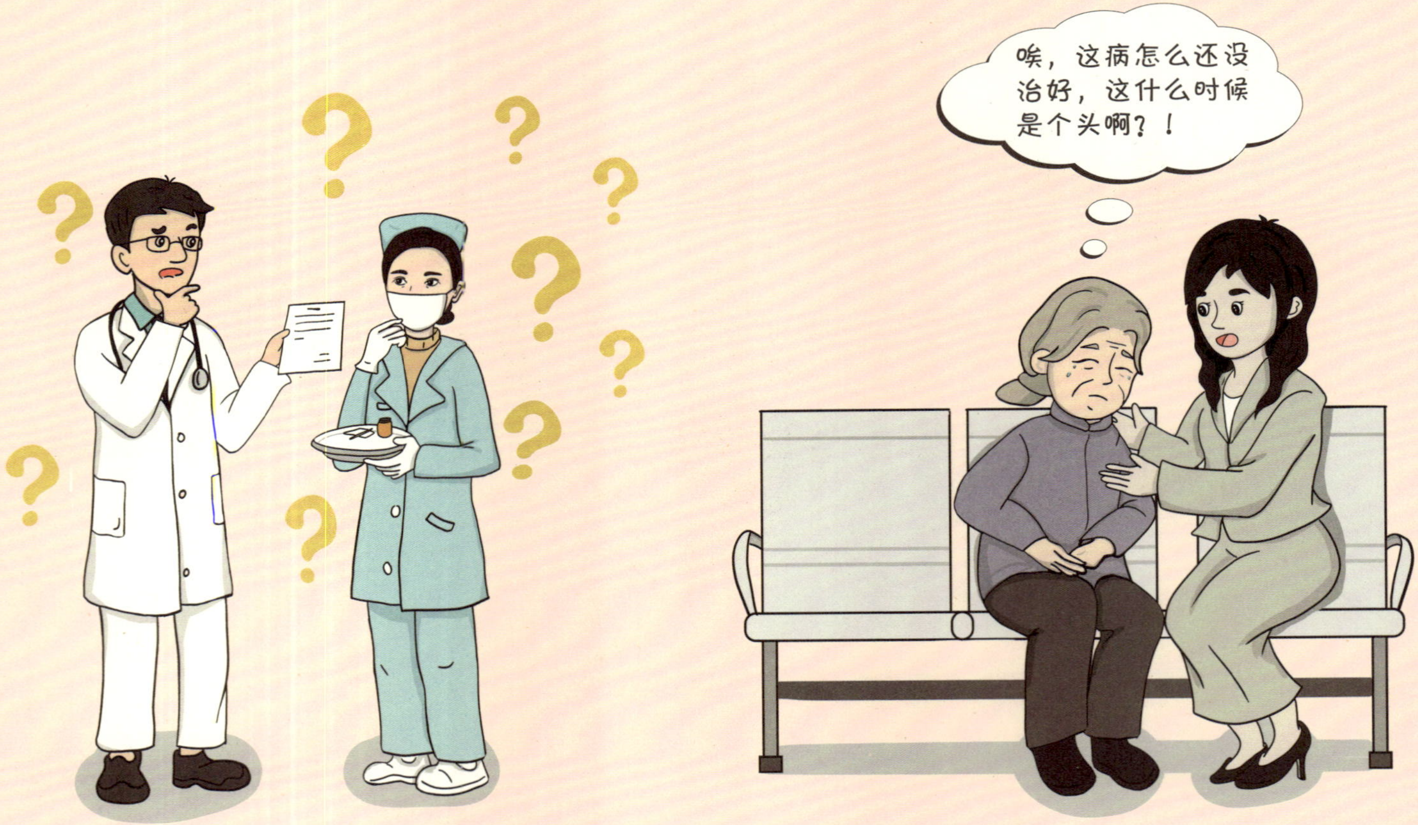

病情的再次发作，不但让医护人员困惑，而且让家属们产生了焦虑的情绪。

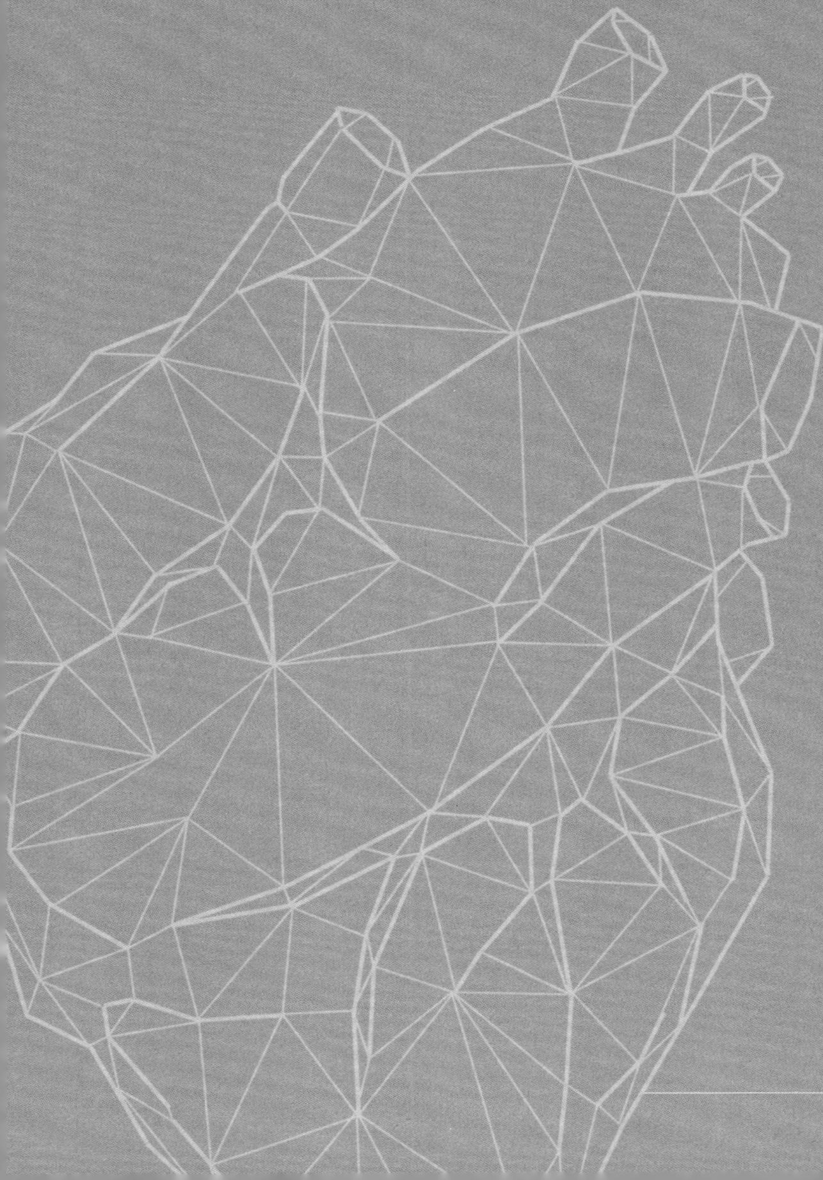

火眼金睛，洞察秋毫

缉拿幕后的黑手

带您缉拿心脏缺血幕后黑手

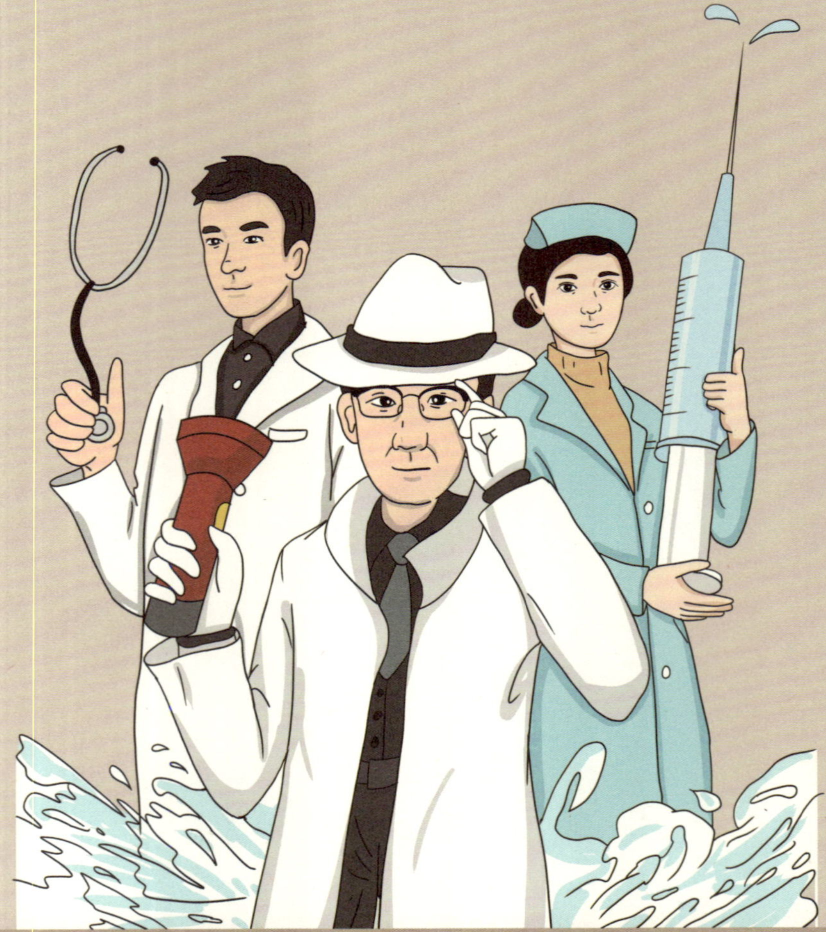

面对此疑难复杂局面，医生们决定请出以梁教授为首的心脏团队指导诊疗。此组合，面对各种疑难危重的心脏疾患，都可抽丝剥茧、从容应对。

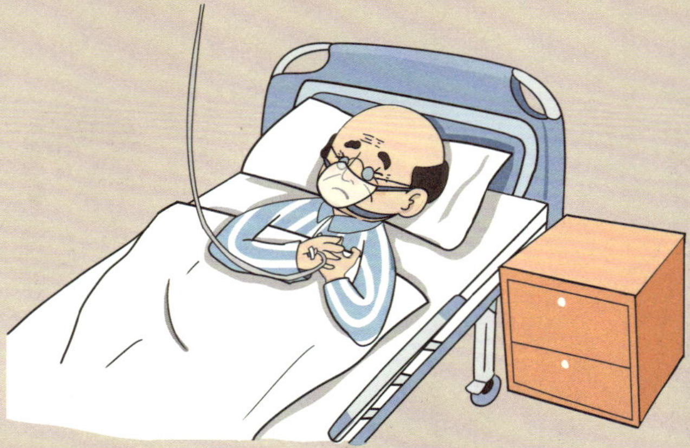

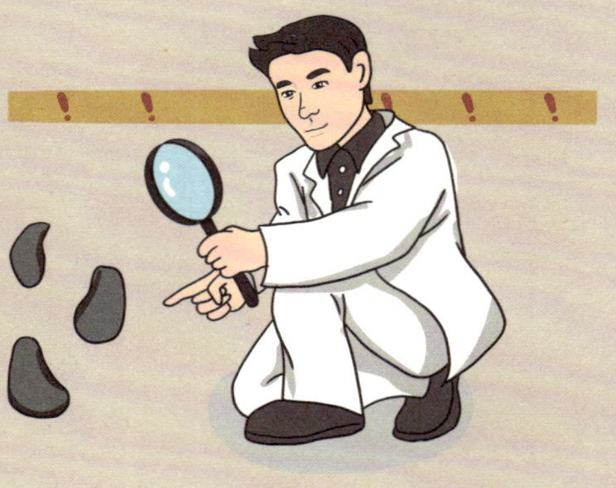

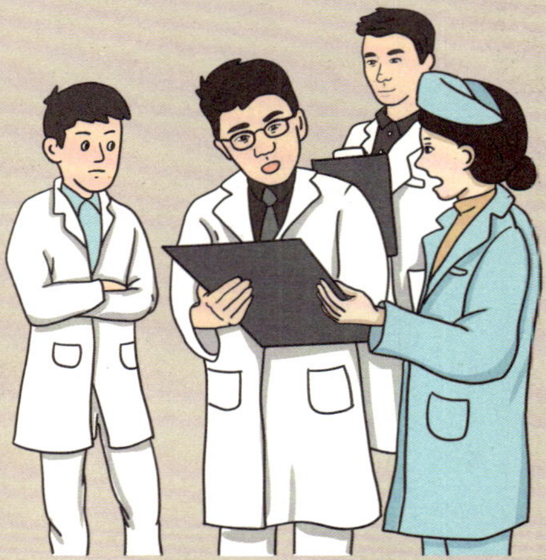

竟敢在医护人员的眼皮底下猖狂作案，一定要抓住这个幕后黑手！心脏团队立即进入工作状态，对整个事件做了全面的调研和梳理，制订了详细的计划。

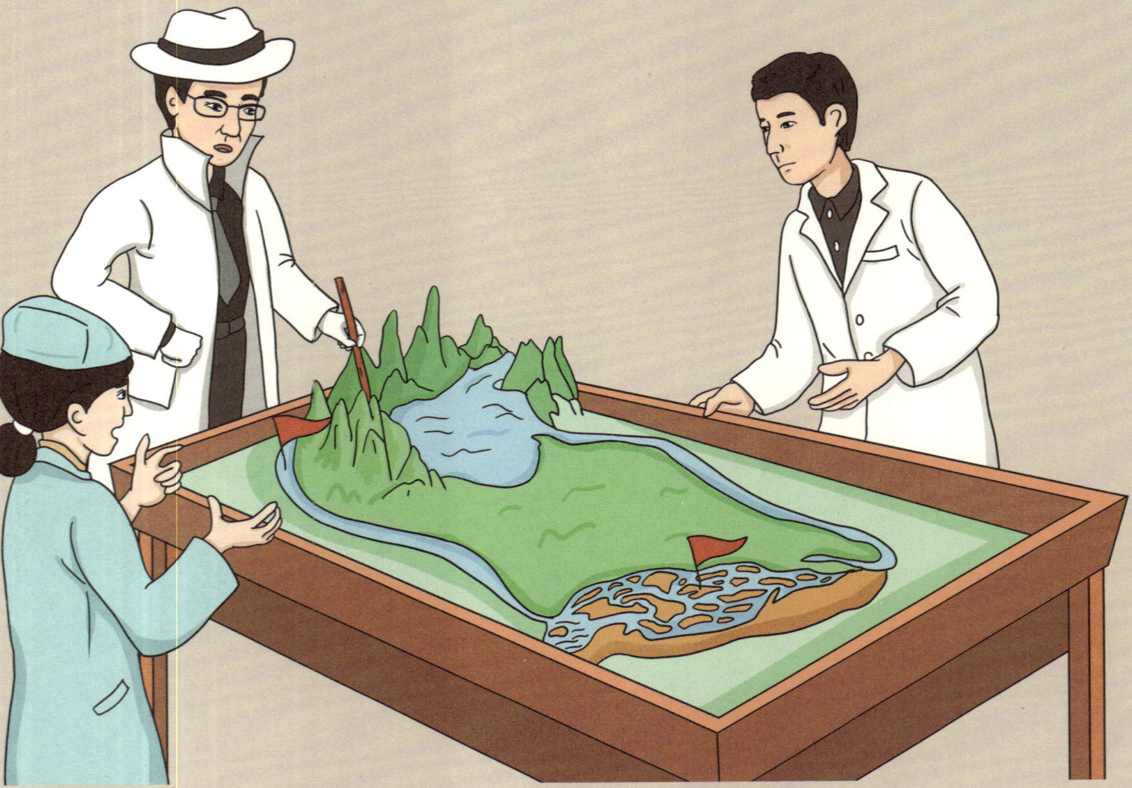

梁教授制定了缉拿幕后黑手的策略：第一步，**全面覆盖，详查病因**——同时评估冠状动脉和微循环；第二步，**逐步推进**——由大（冠状动脉斑块）到小（微循环），重点检测斑块性质及评估冠状动脉和微循环功能；第三步，**引蛇出洞**——排查冠状动脉痉挛。

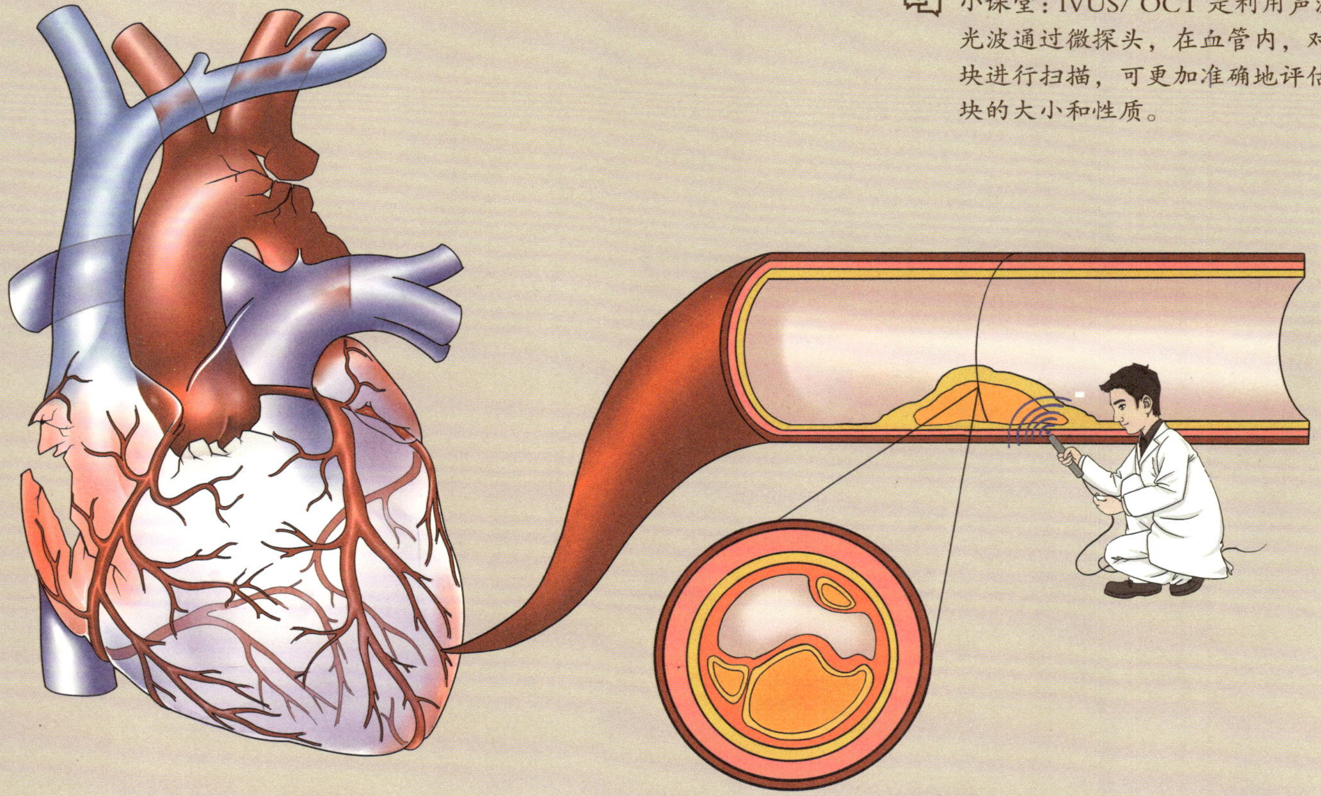

小课堂：IVUS/ OCT 是利用声波/光波通过微探头，在血管内，对斑块进行扫描，可更加准确地评估斑块的大小和性质。

鉴于上次单纯冠状动脉造影没能擒住幕后黑手，梁教授决定应用目前最先进的斑块评估手段——冠状动脉腔内影像技术，即血管内超声（IVUS）/光学相干断层扫描（OCT），对斑块进行更为详尽和全面的检查。

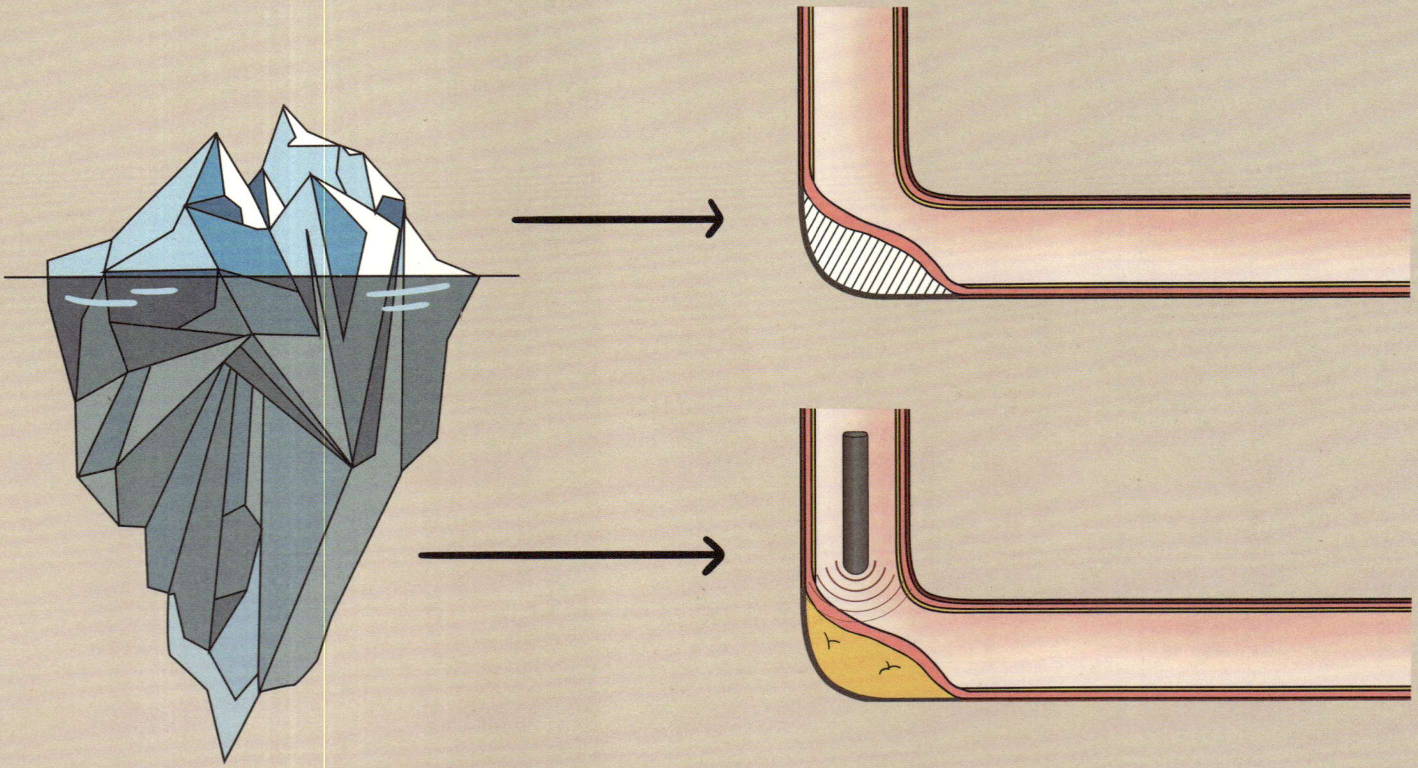

常规的冠状动脉造影是利用造影剂充满血管腔，主要用于评估管腔的狭窄程度；而腔内影像学技术能对斑块进行扫描，看清斑块的全貌和本质，可窥探出“冰山”全貌，弄清楚斑块的本质。

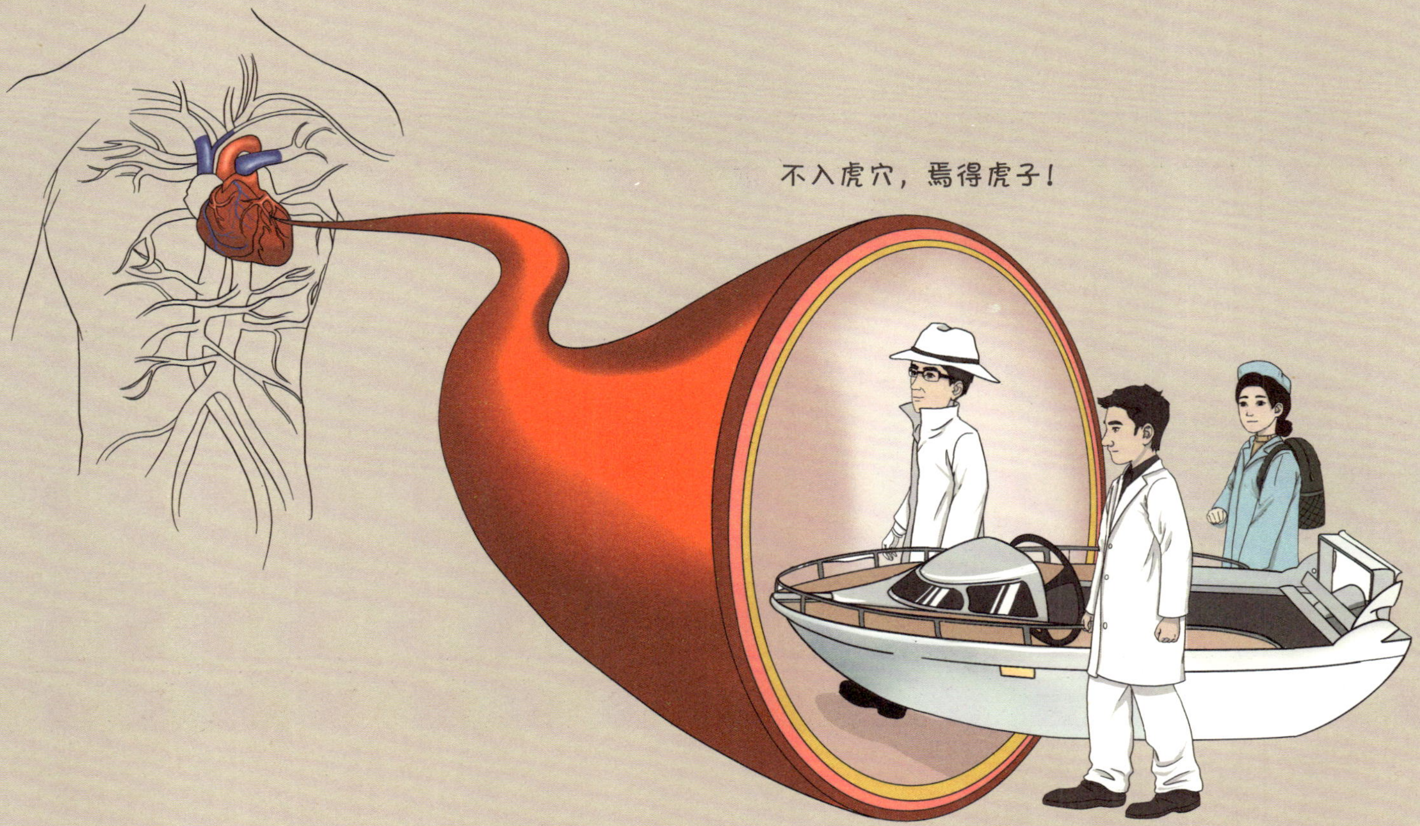

布置完毕，梁教授与助手们携带先进设备，踏上了缉拿幕后黑手之路……

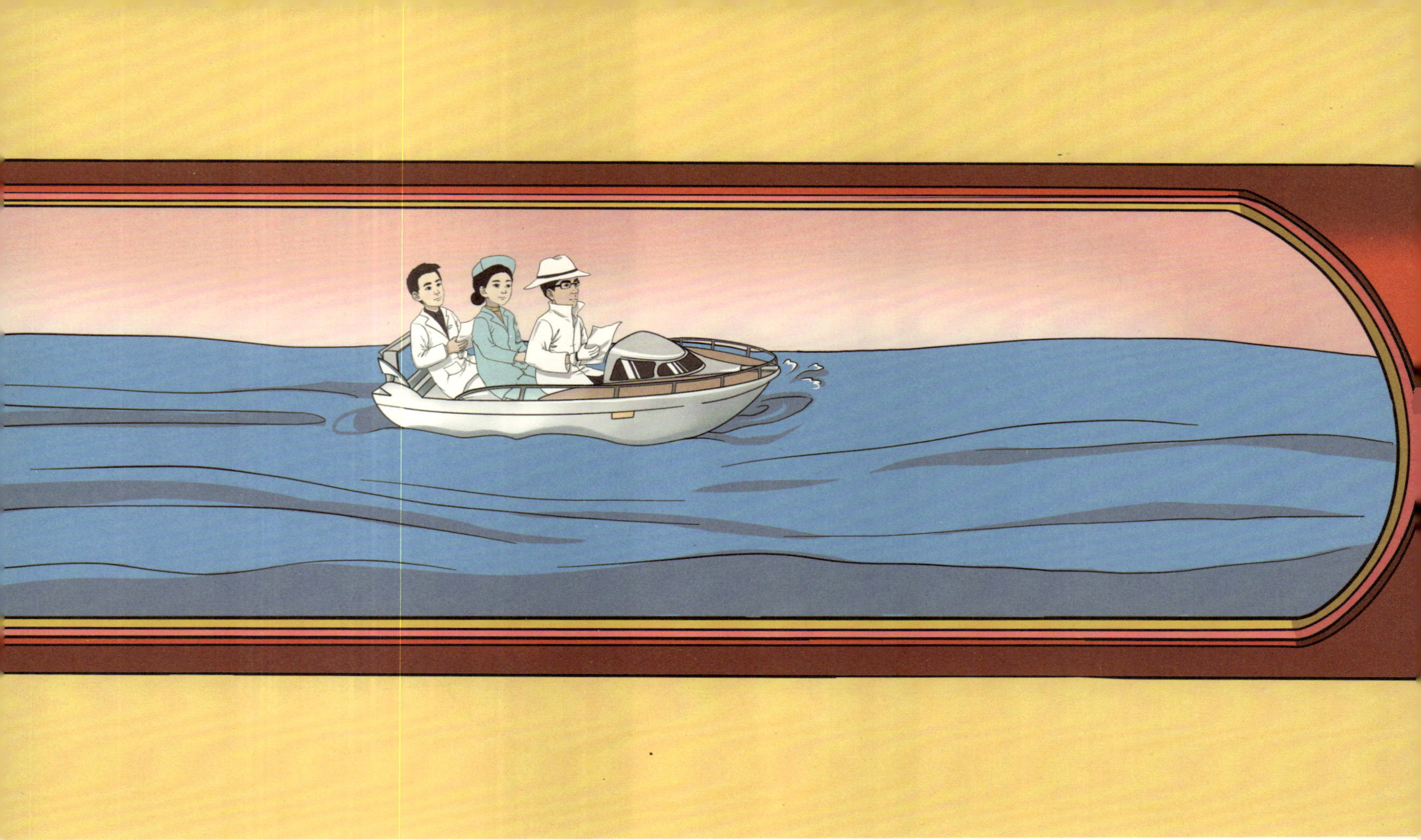

首先，梁教授团队一行人来到的是冠状动脉循环的大动脉站，这里河宽水急，是心脏运送营养的主管道，一切正常。

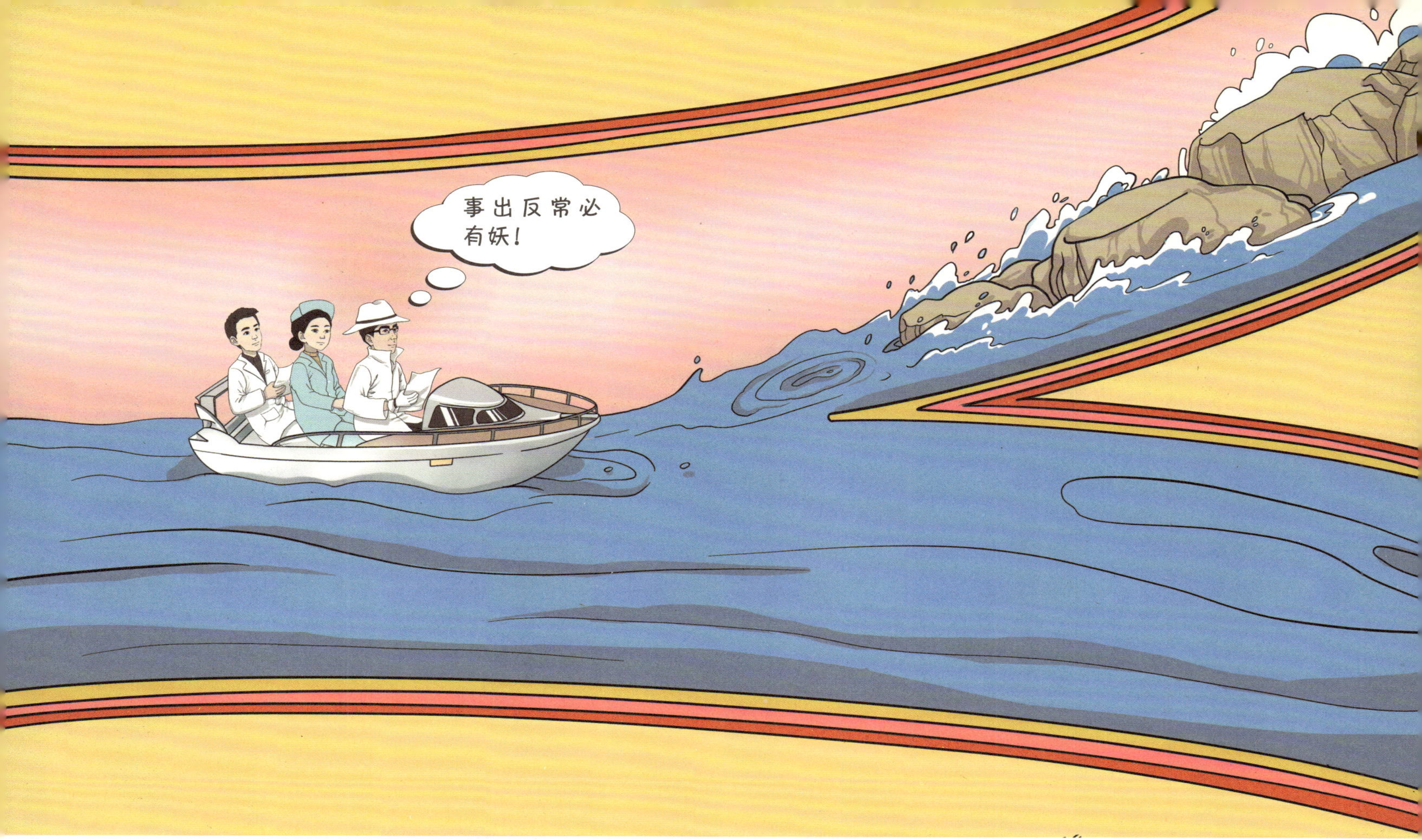

一路前行，他们来到了血管分叉的地方，血流忽然变得湍急，梁教授提醒：“大家小心仔细些，前面或有异常情况！”

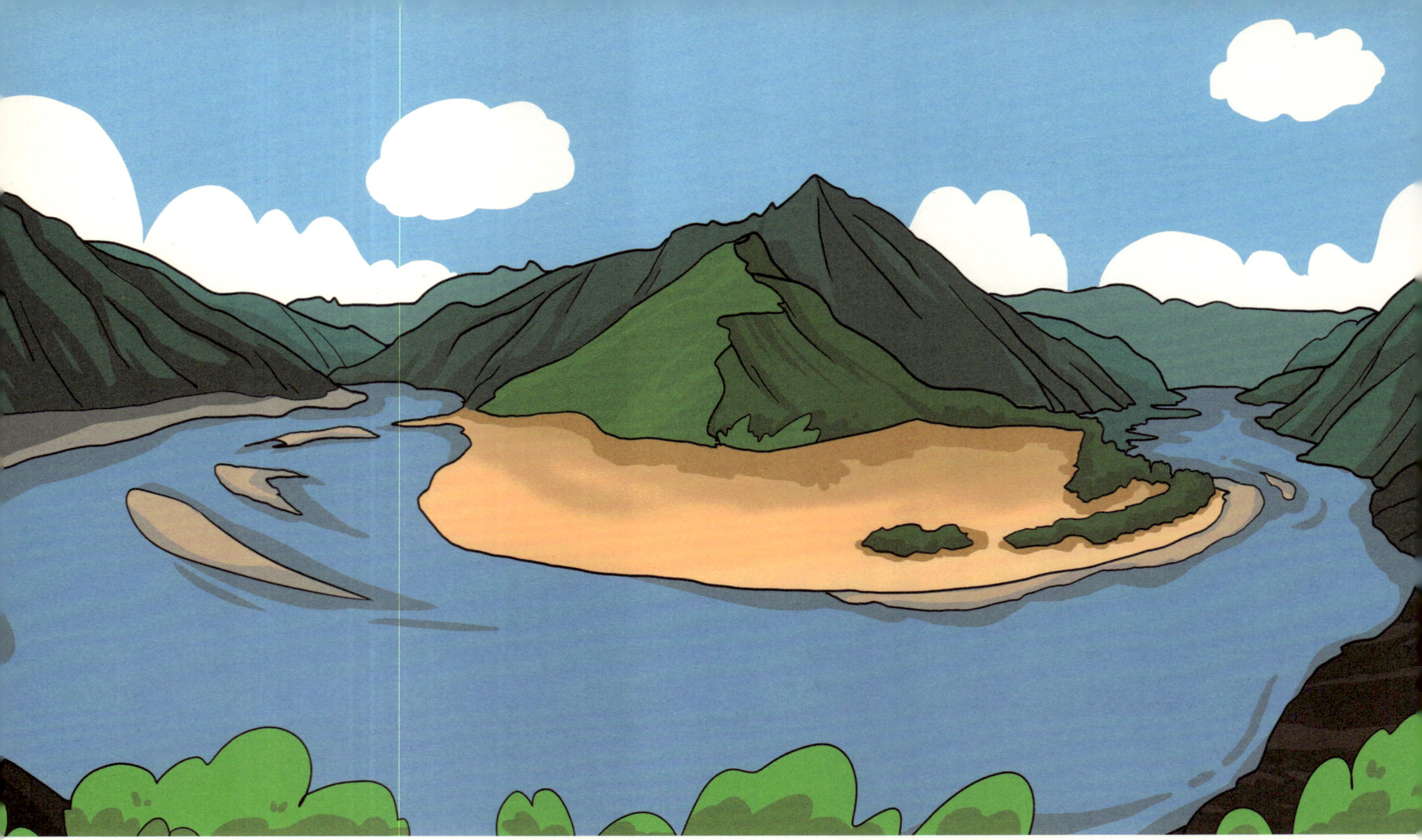

梁教授进一步解释道："在动脉分叉处侧壁及弯曲处的内侧壁，血流受血管角度的影响形成湍流，有利于动脉粥样硬化斑块的生长。就如河里的淤泥，最容易在河弯曲处淤积的道理一样。"

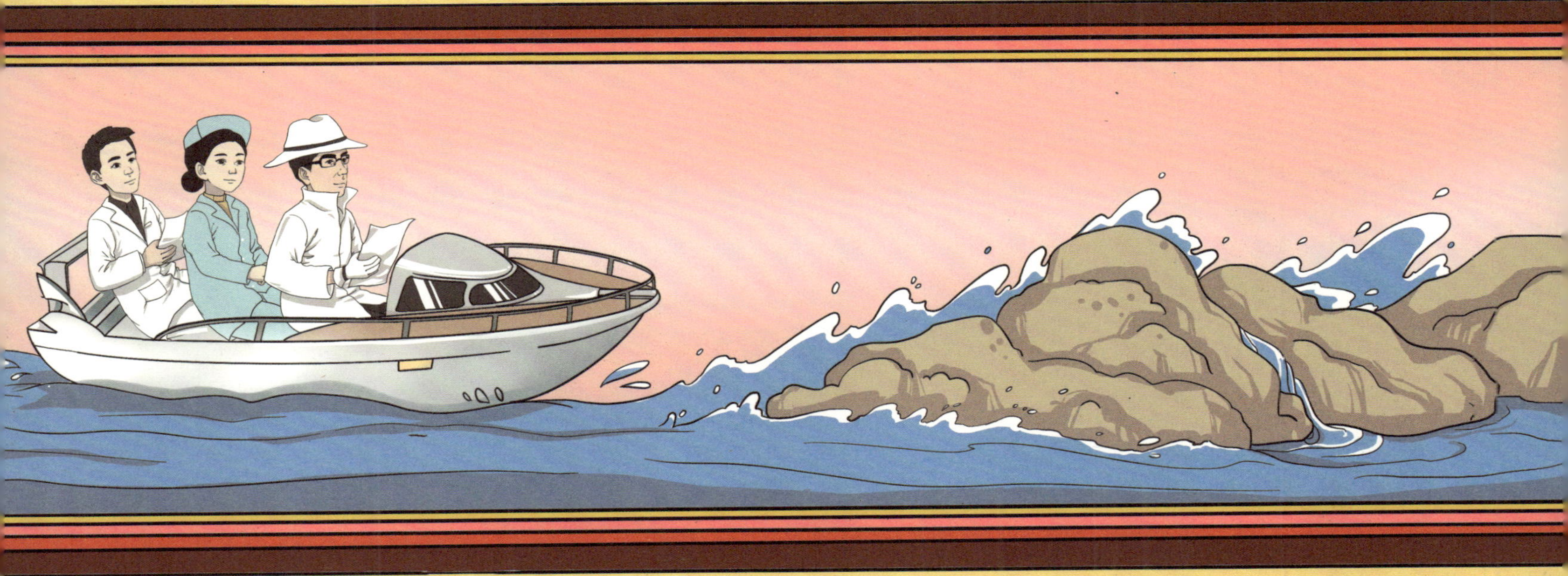

果然，远处发现了一个犹如礁石一样的斑块，一行人小心地靠近并探索着……

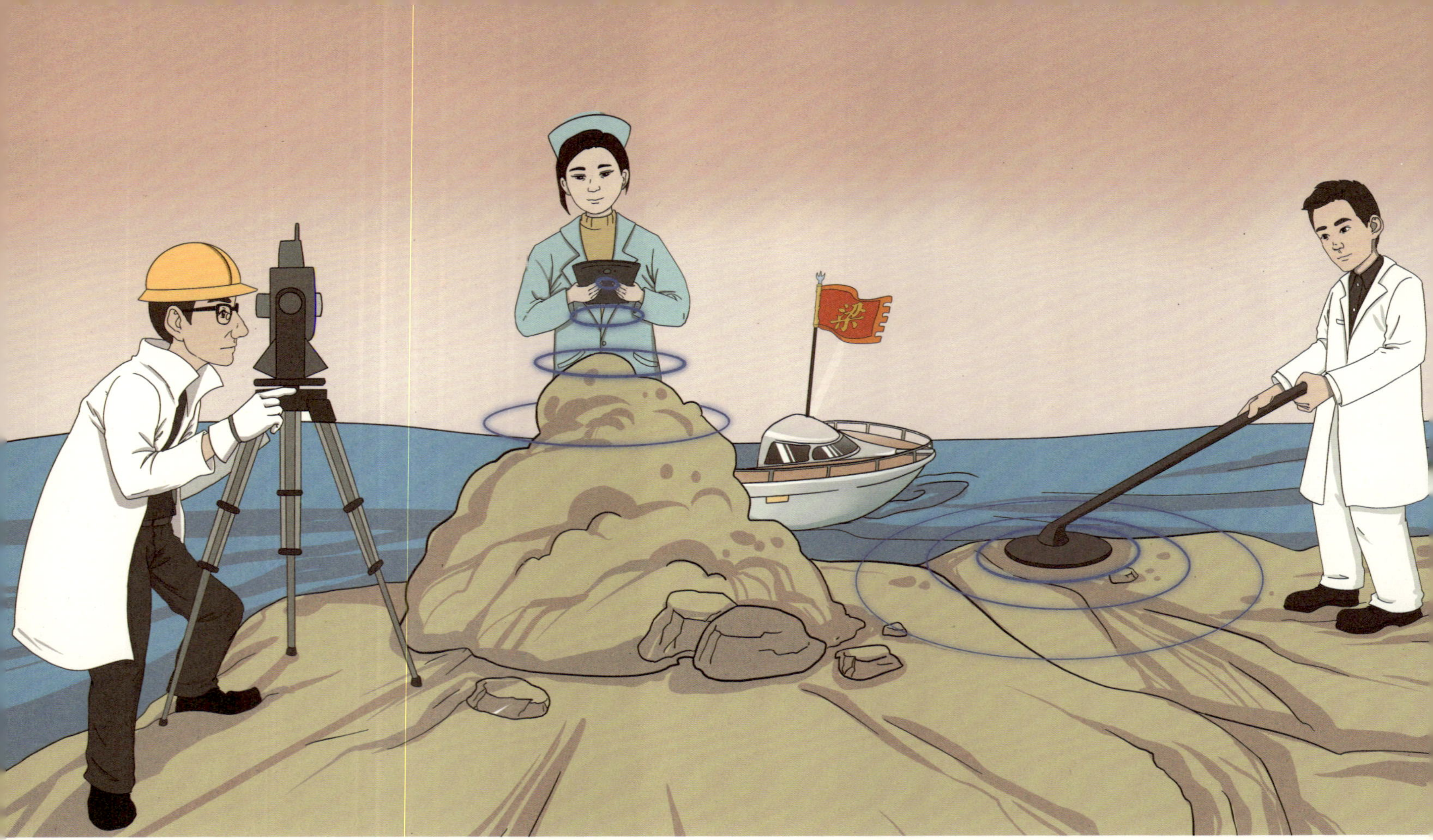

团队分工合作，分别对斑块的大小、性质等参数进行了深度测量和评估。

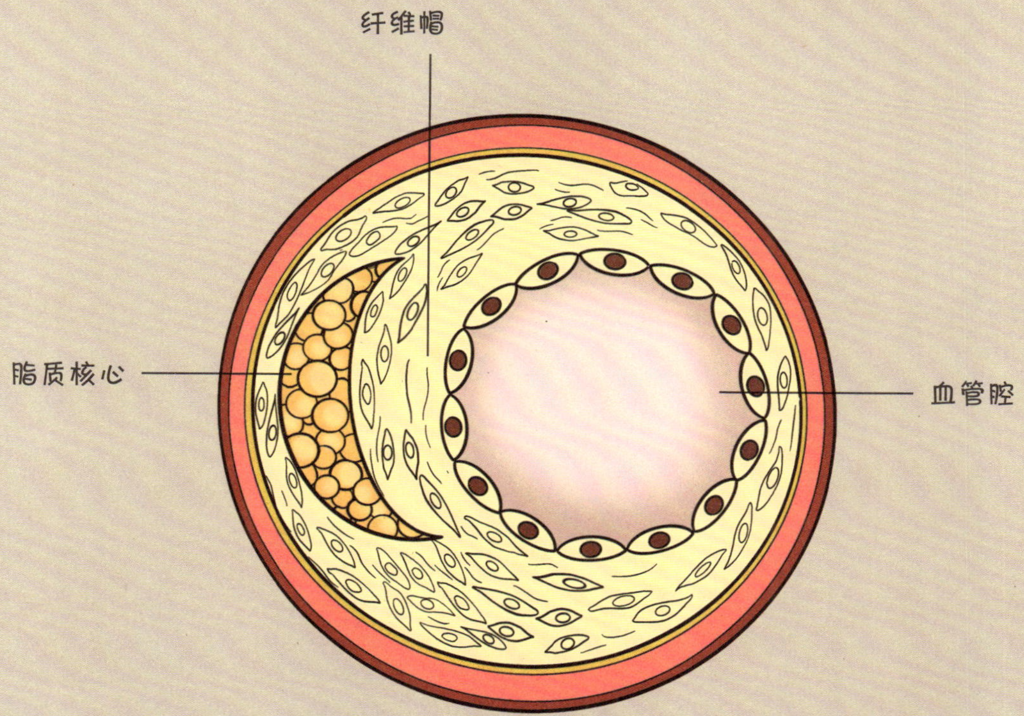

结果显示这个斑块是稳定斑块：
（1）斑块负荷较低（＜50%）；
（2）纤维帽完整，厚度＞60 μm；
（3）表面无糜烂，亦无血栓形成。

梁教授解释道："这是个稳定斑块，可以确定不是此次发病的凶手，但也存在转化为不稳定斑块的可能，还需要随访观察。"

稳定斑块和不稳定斑块的区别

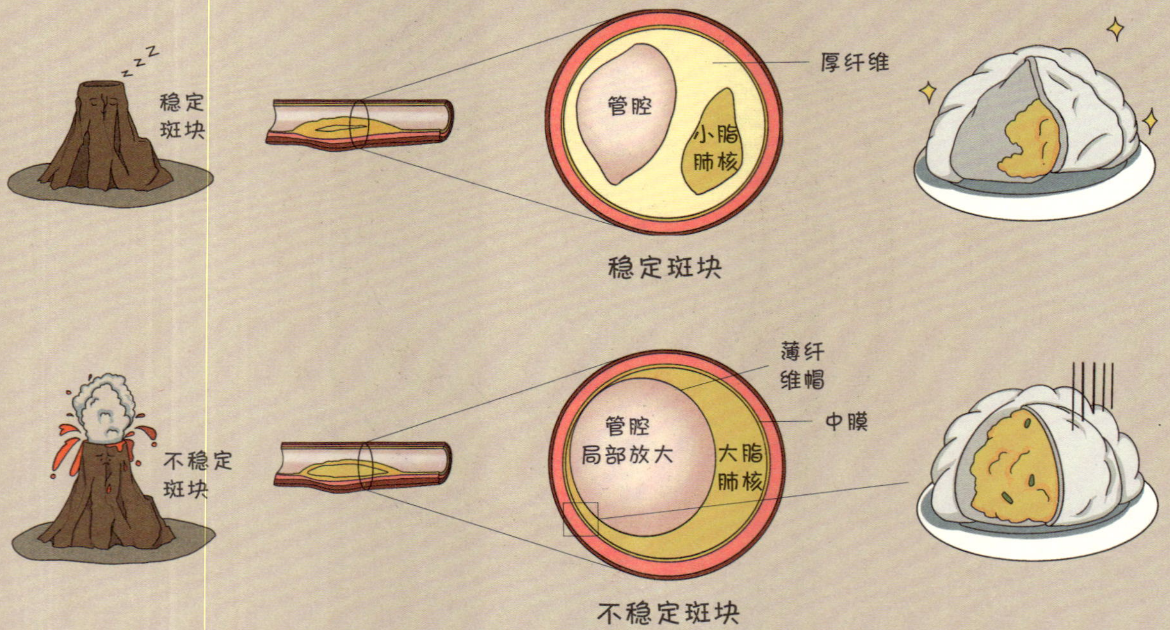

稳定斑块：像座死火山，特点是纤维帽厚，脂质含量低，像个皮厚馅少的饺子。该类斑块性质稳定，进展缓慢，不易破裂。

不稳定斑块：像座活火山，特点是纤维帽薄，脂质含量高，像个皮薄馅多的饺子。该类斑块性质不稳定，易破裂并形成血栓，导致心肌梗死。

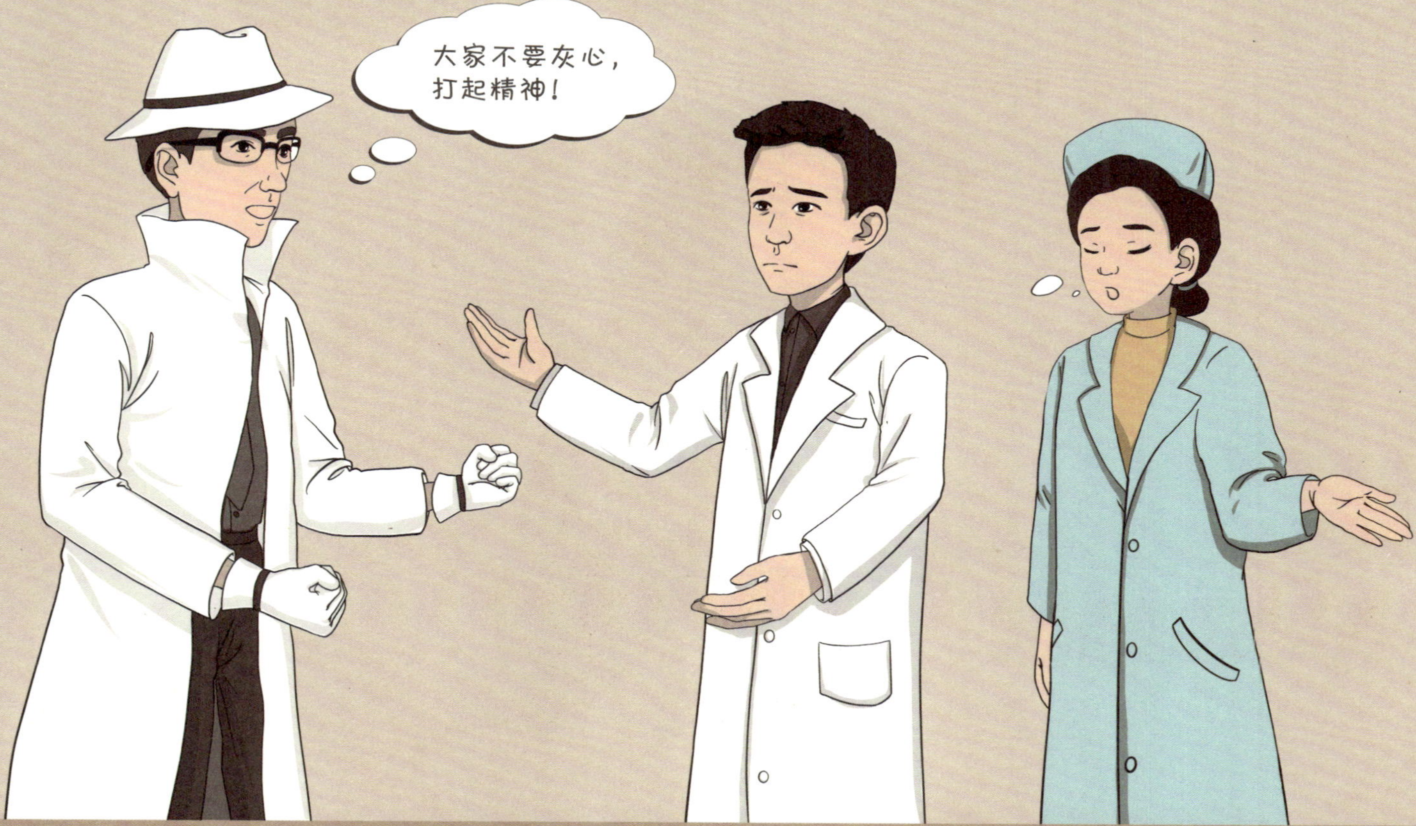

破案的希望再次落空，看着大家略显失落的表情，梁主任宽慰大家：“没关系，后面还有微循环站，它也是心脏缺血及心肌梗死发生的关键地域之一。”

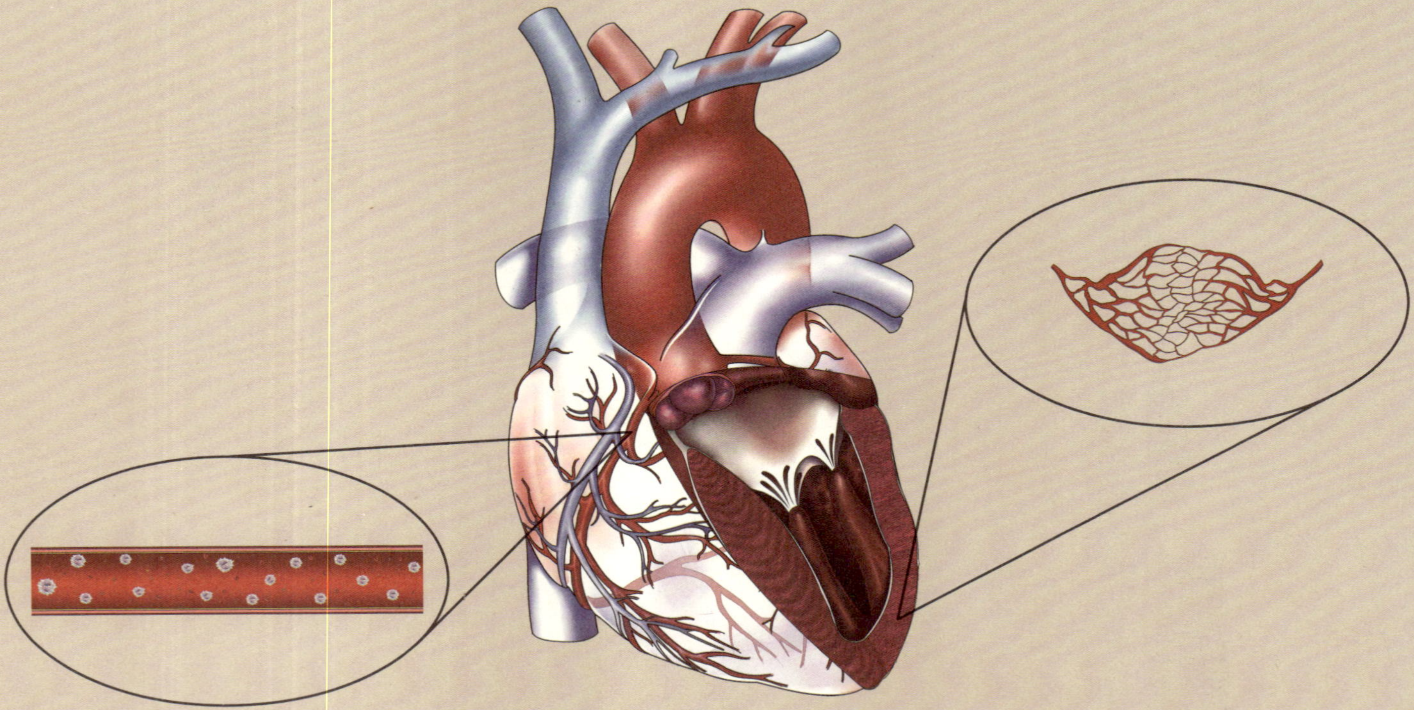

冠状动脉大血管与微循环乃“一脉相承”，共同组成了心脏的“营养线”。冠状动脉大血管：腔大壁厚，弹性十足，其内血流速度快。冠状动脉微循环：多若繁星，细如发丝，薄似蝉翼。

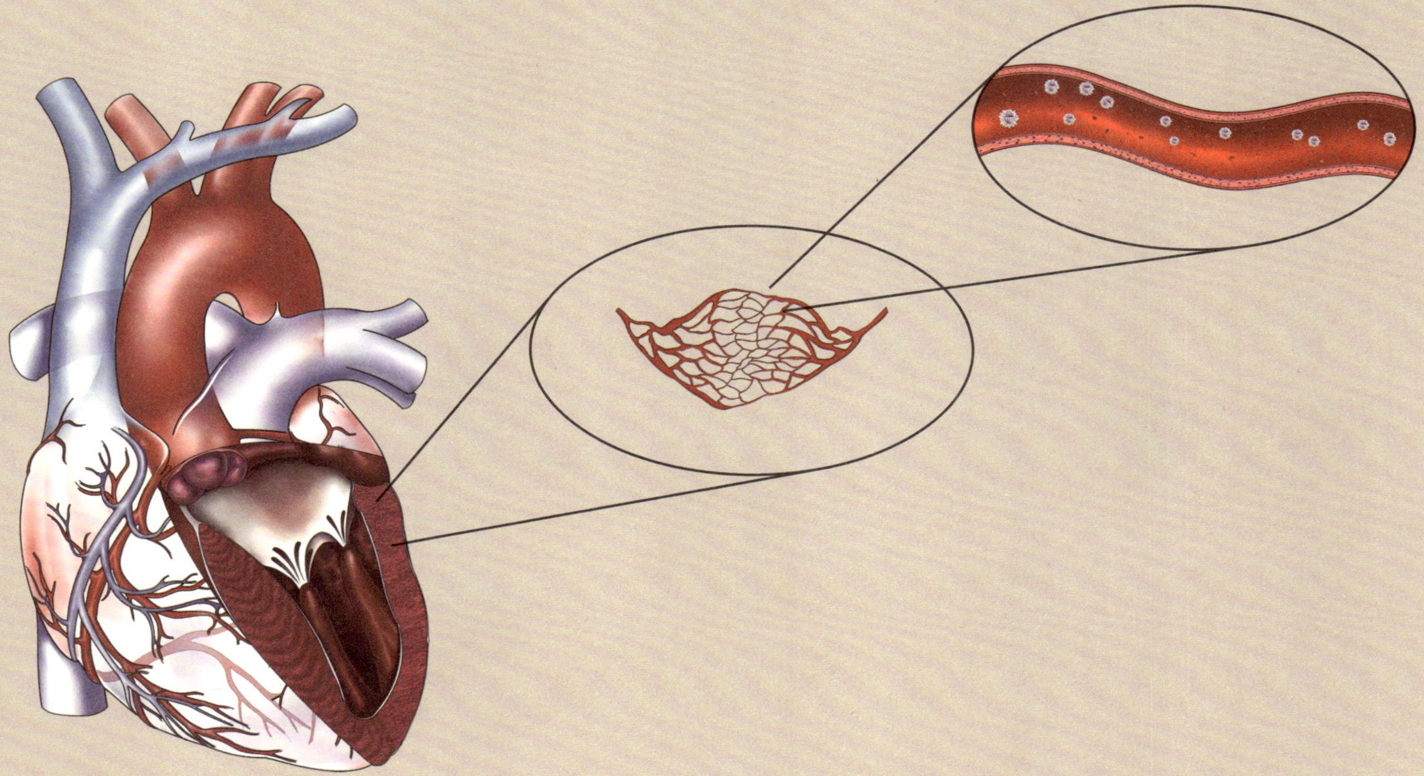

如果把冠状动脉大血管比作水渠，那么冠状动脉微循环就犹如一片片稻田，在这里，心肌细胞吸收氧气和营养物质，排出二氧化碳等废物。

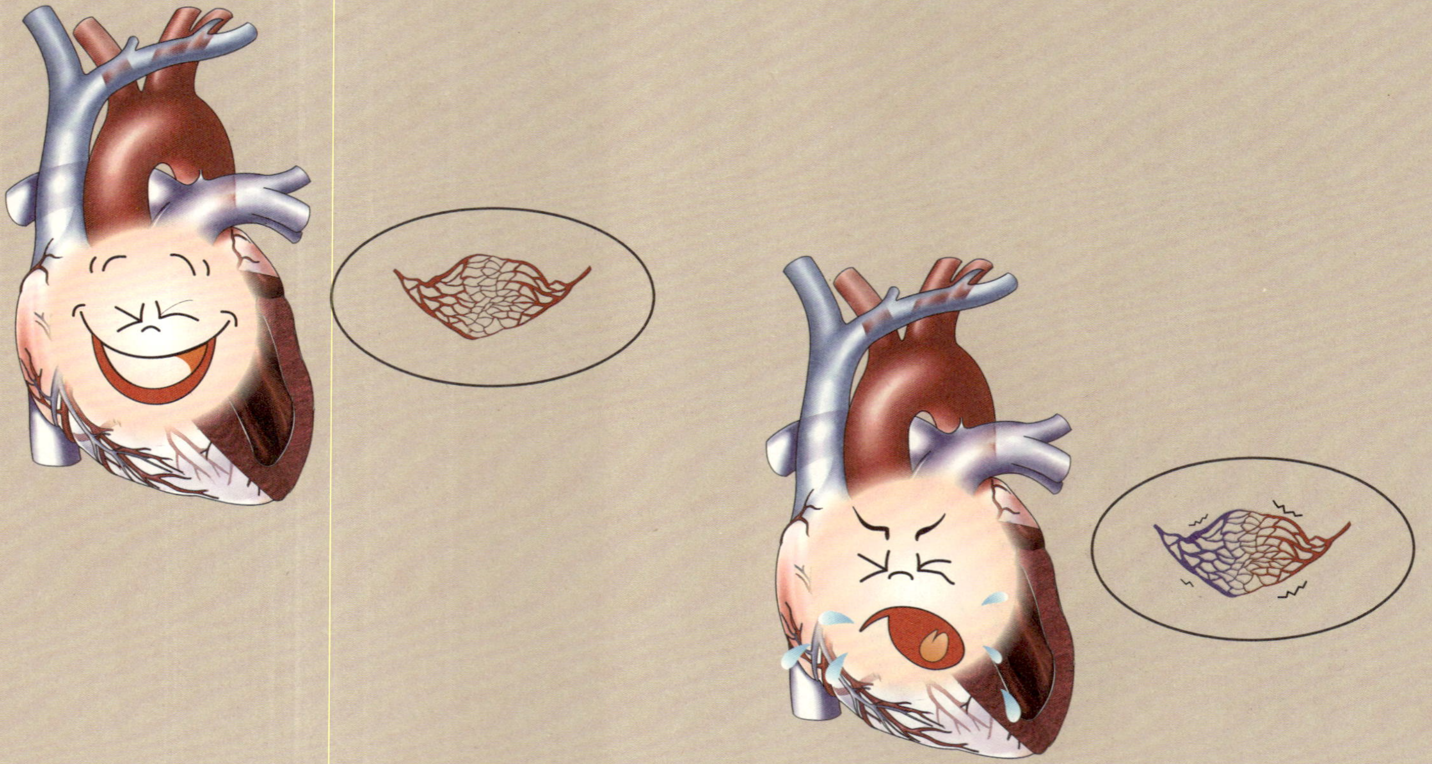

梁教授进一步解释道：“微循环如果出现功能异常，也会导致心肌缺血坏死。”

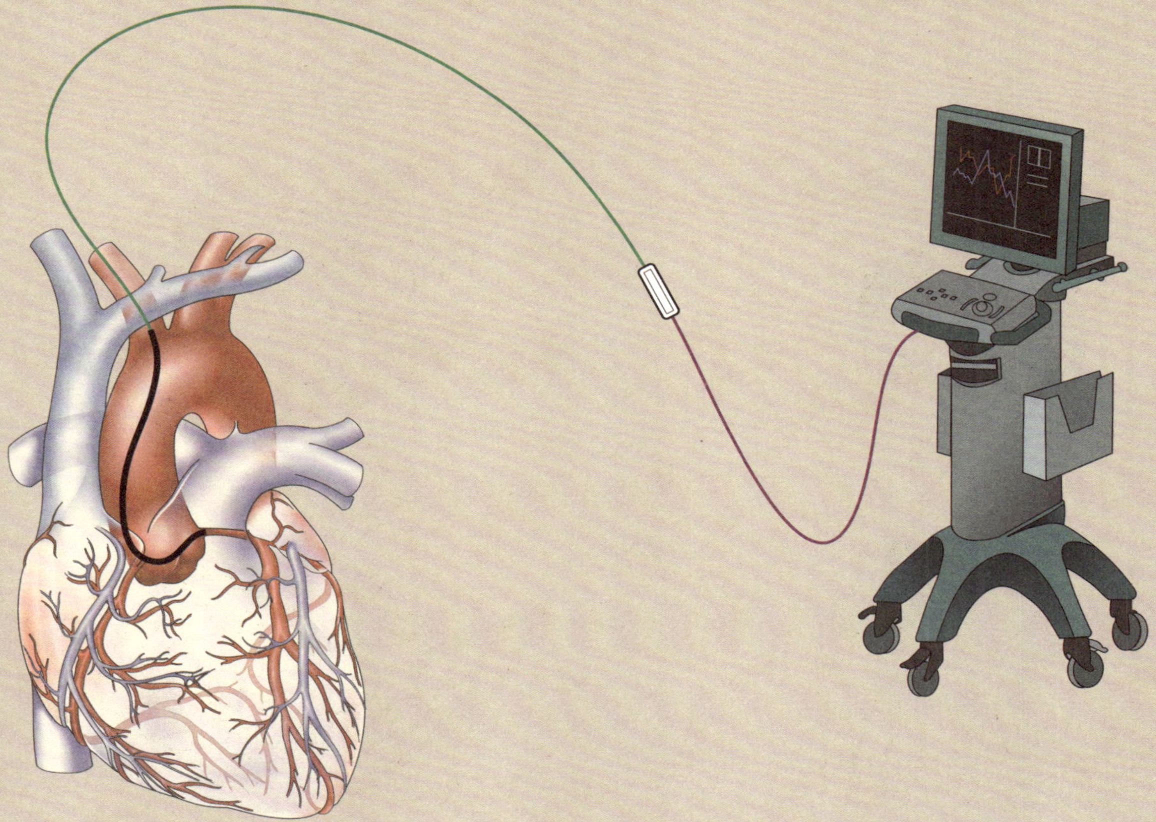

小课堂：通过特殊的导管和仪器来检测冠状动脉血流储备（CFR）和微循环阻力指数（IMR），从而明确微循环功能。

心脏团队对张大爷的心脏冠脉微循环进行了评估，检测了CFR和IMR，结果显示：微循环功能正常。

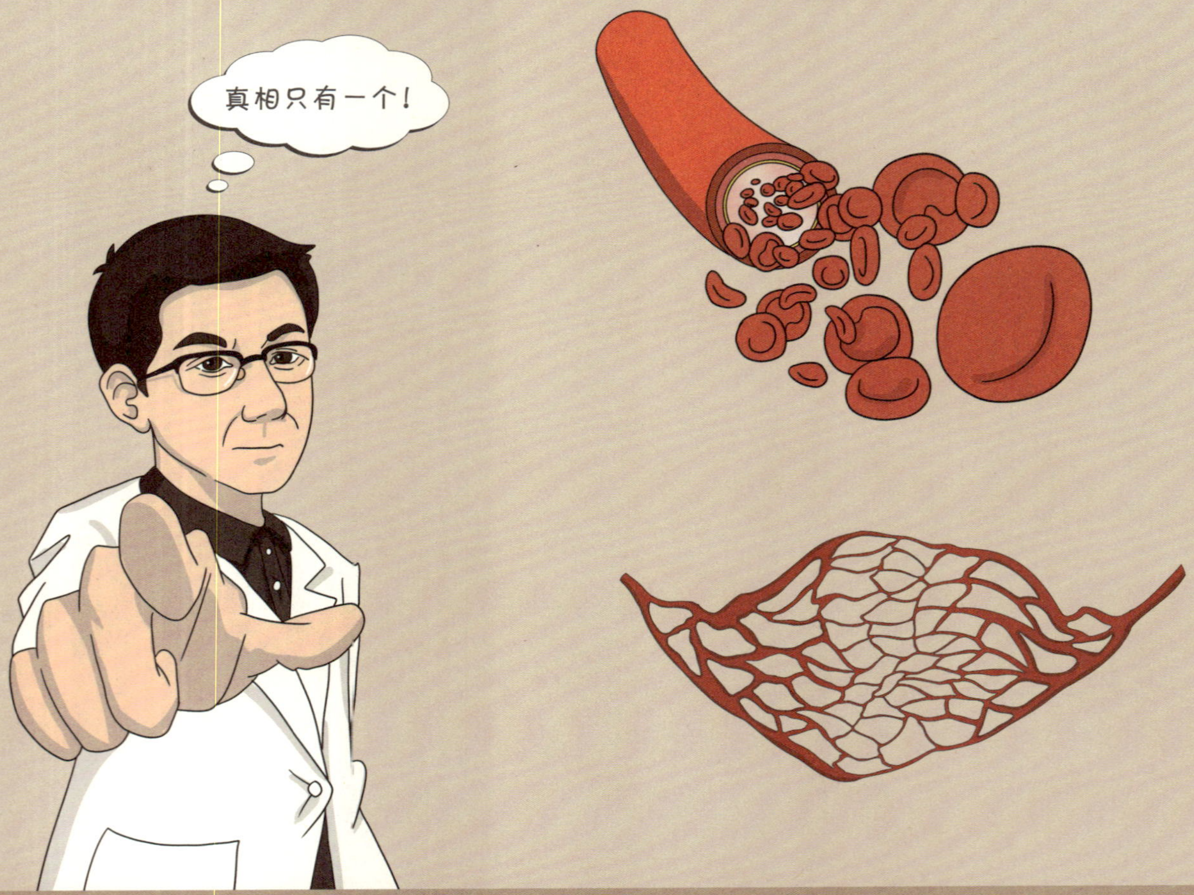

鉴于“全面覆盖，逐步推进”的策略在大血管和微循环中都没有找出幕后黑手，梁教授决定采用“引蛇出洞”的策略。

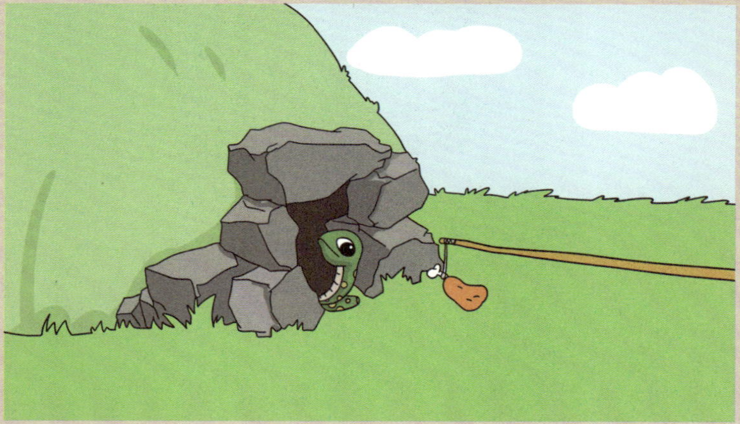

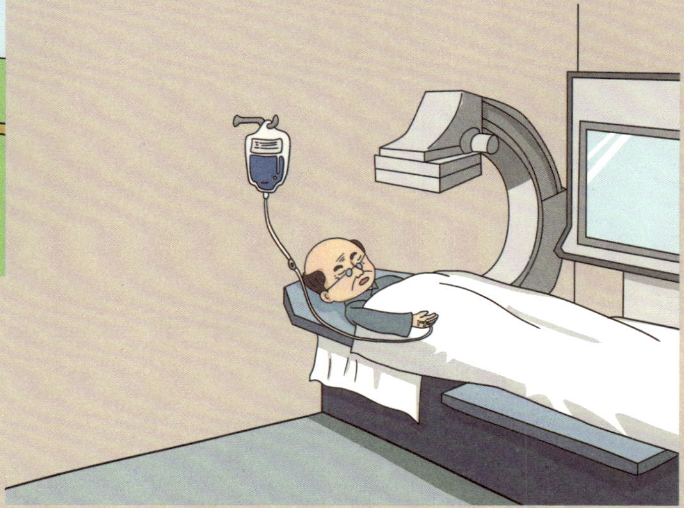

小课堂：乙酰胆碱激发试验可以反映血管收缩情况，有助于临床对血管痉挛的诊断，在临床上应用广泛。

“引蛇出洞”是指给患者进行冠状动脉造影的同时，注射可引起血管收缩的物质，看能否诱发冠状动脉收缩痉挛。

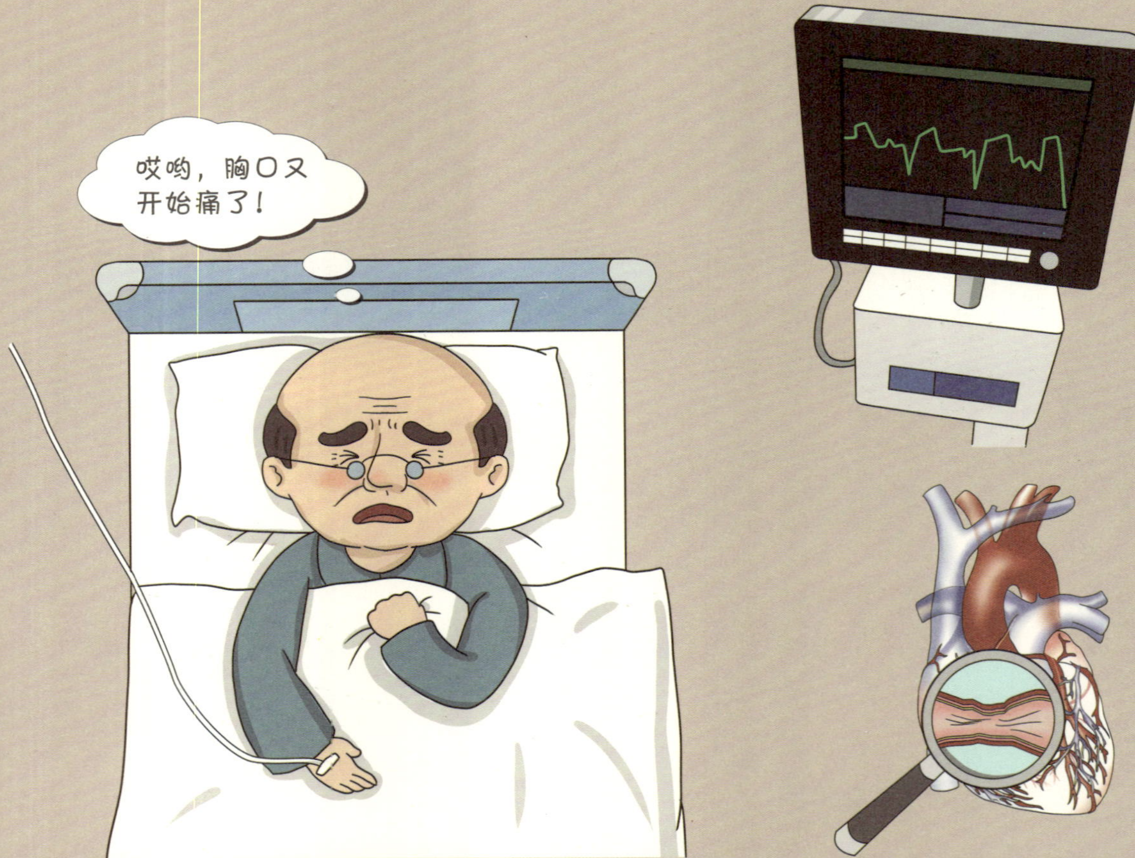

果然，注射乙酰胆碱后，张大爷胸痛症状和心电图改变又再次出现。原来是冠状动脉痉挛搞的鬼！

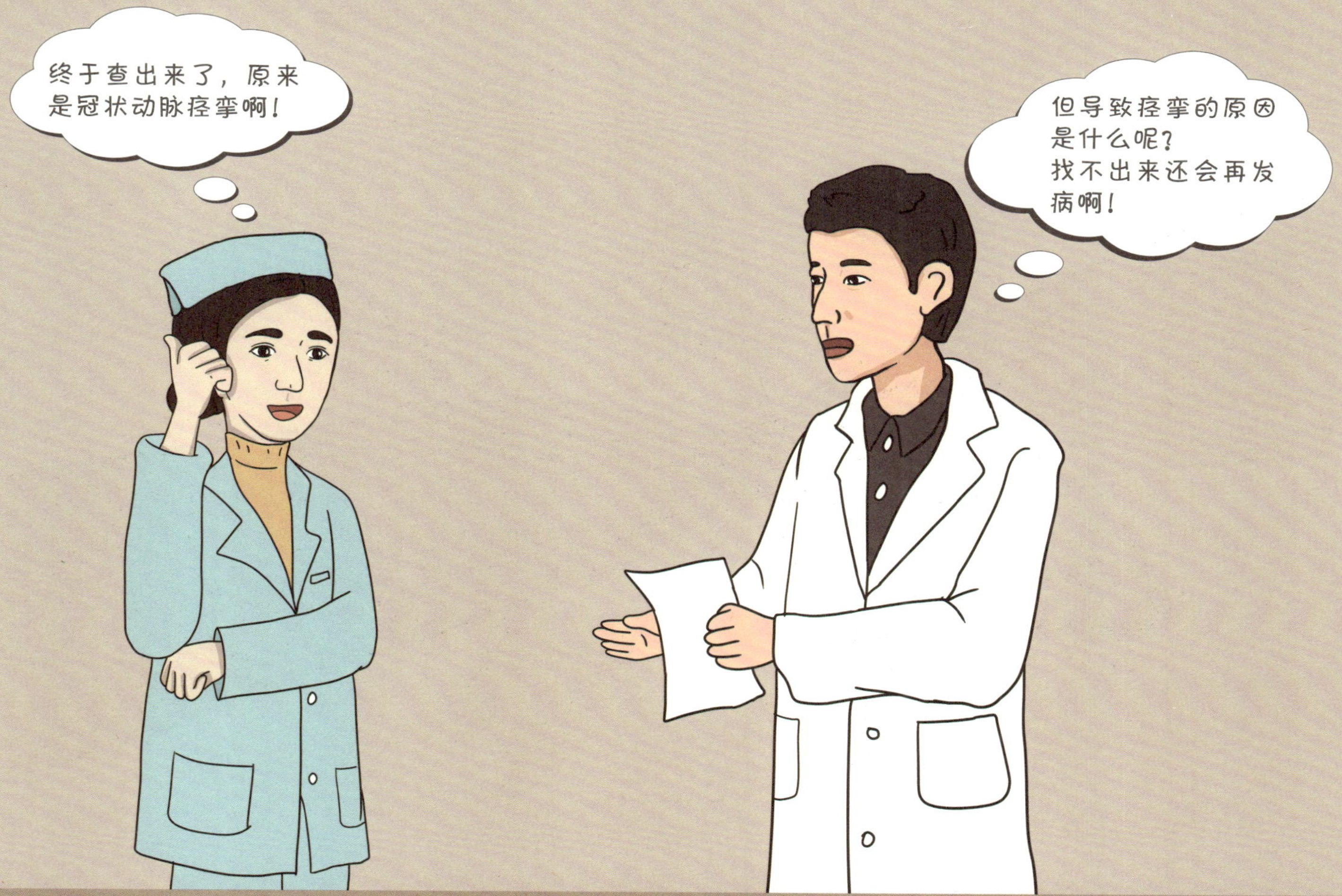
终于查出来了，原来是冠状动脉痉挛啊！
但导致痉挛的原因是什么呢？找不出来还会再发病啊！

张大爷心肌缺血的原因是血管痉挛，但引起血管痉挛的幕后黑手还在逍遥法外，必须抓住它，否则后患无穷。

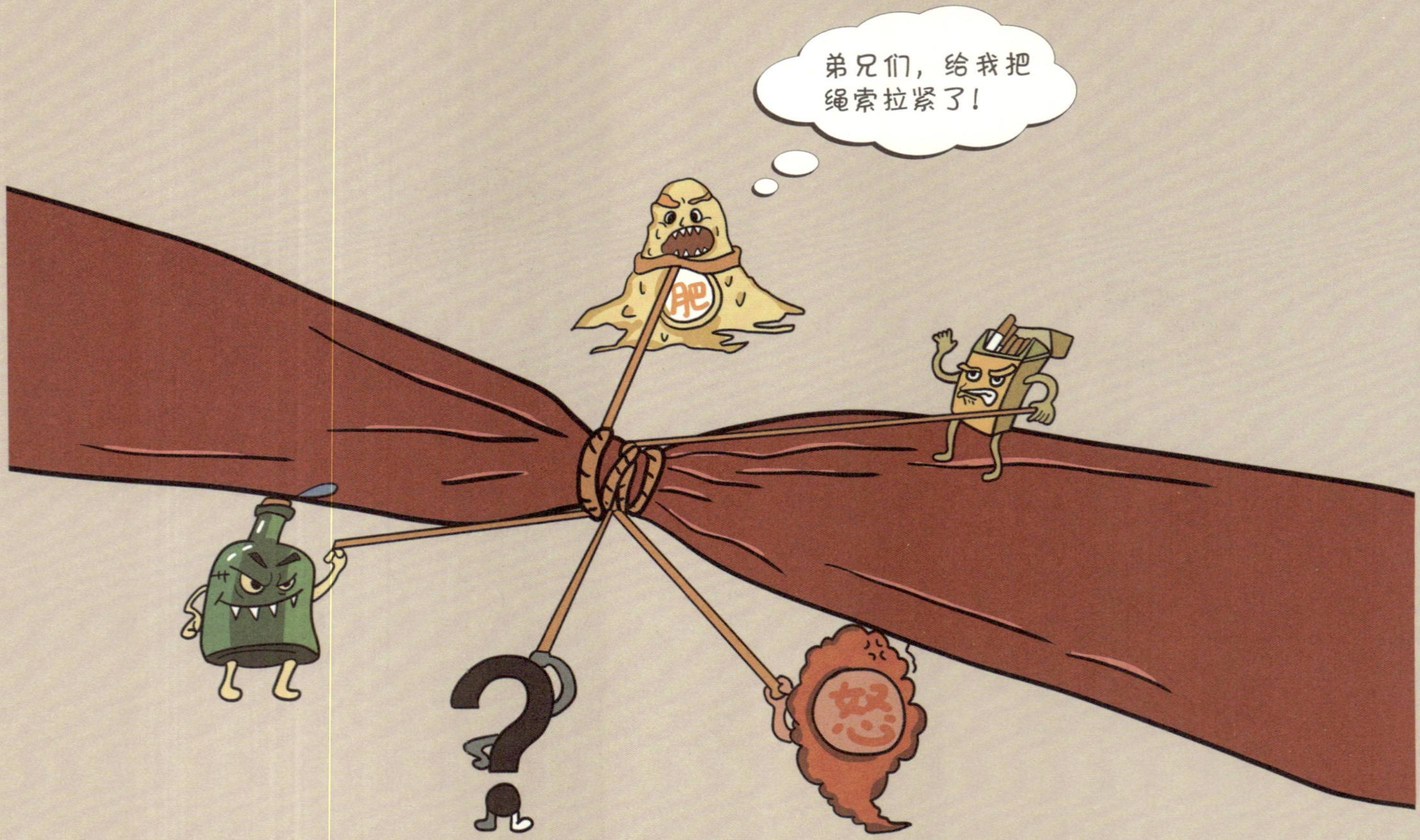

梁教授给大家分析道：“引起血管痉挛的病因较为复杂，常见的有吸烟、饮酒、不良饮食、情绪激动等。”

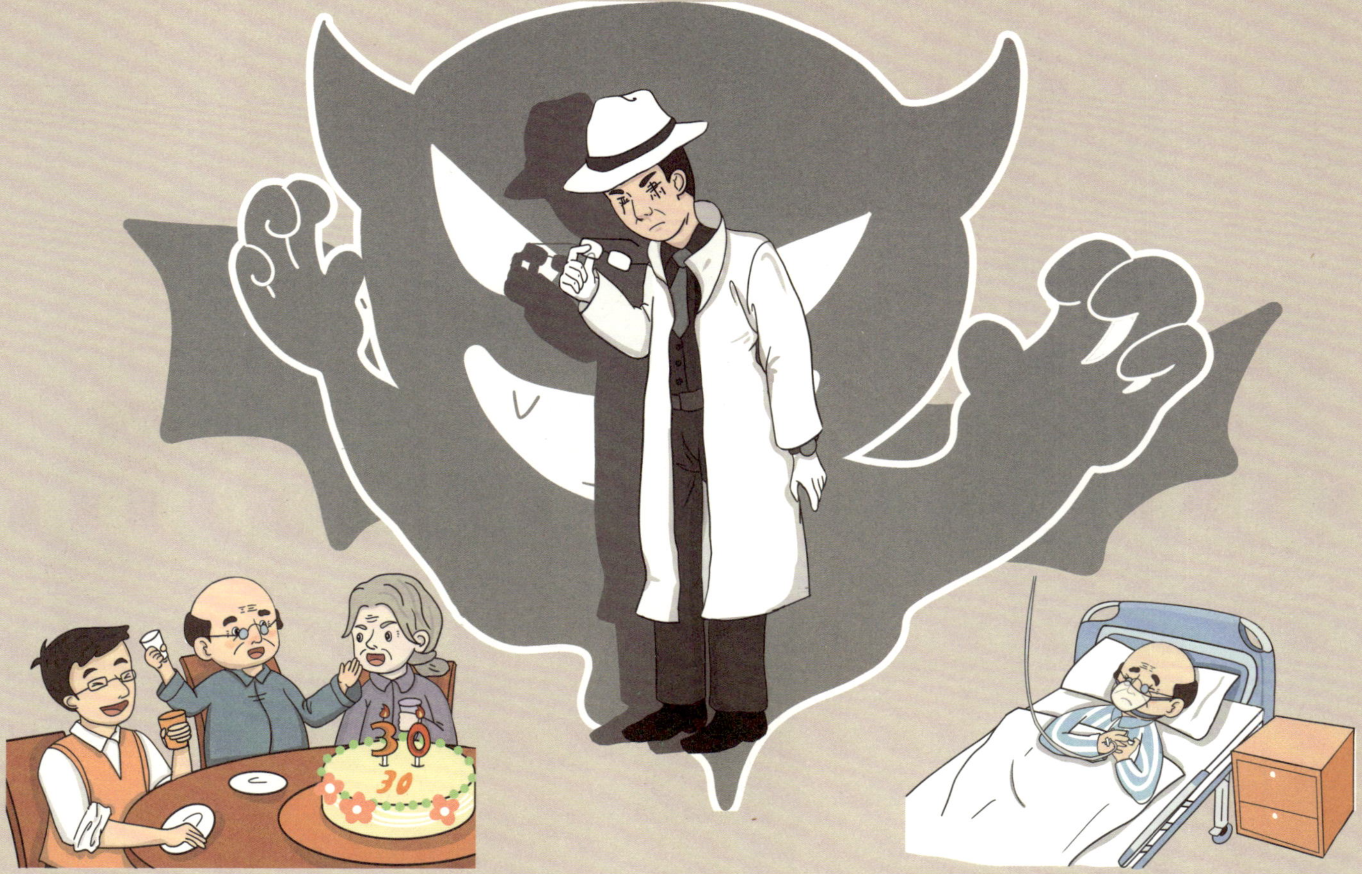

引起张大爷冠状动脉痉挛的原因究竟是什么呢？我们需要将两次发病前后的诸多因素一一排查，没有捷径可循。

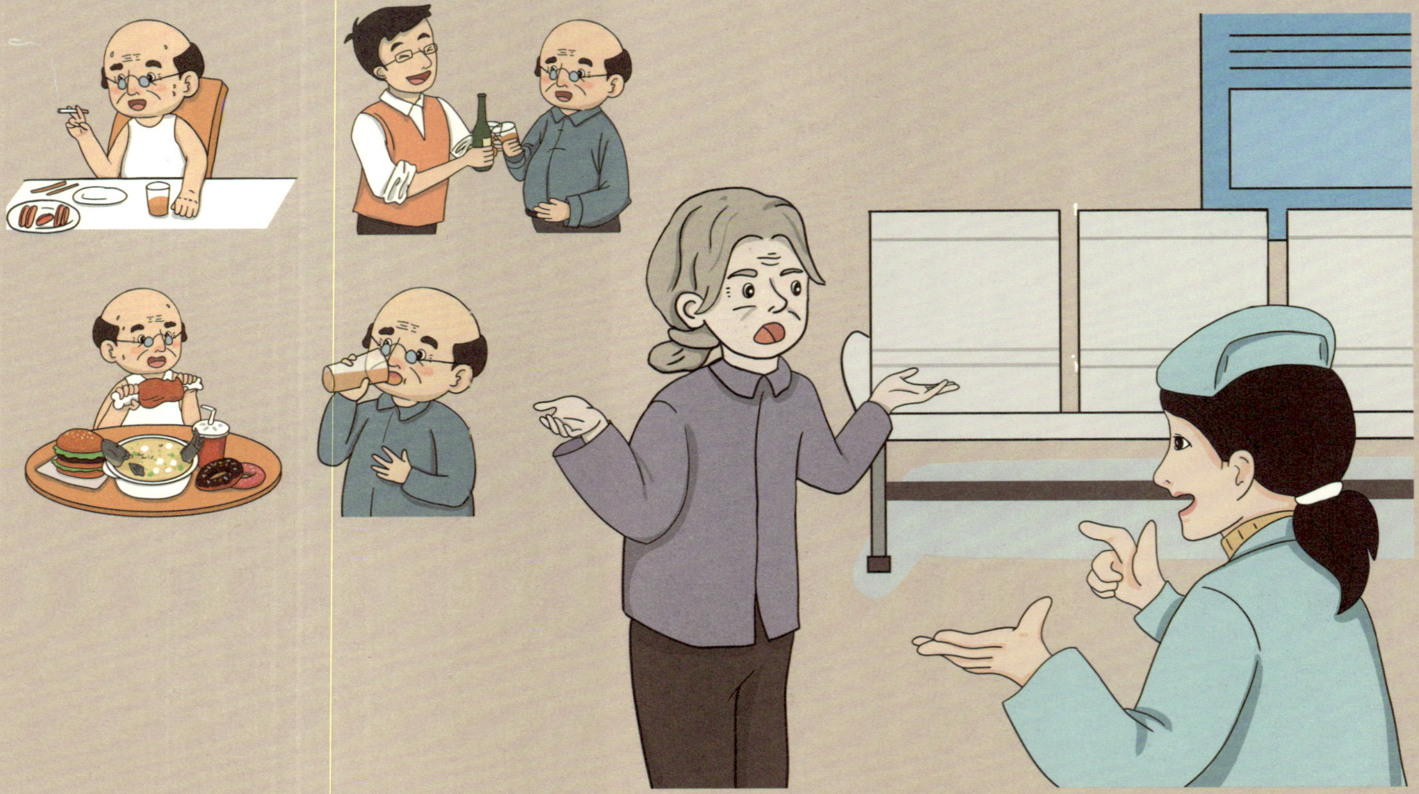

医护人员带着疑问，就上述能引起冠状动脉痉挛的诸多病因逐一询问了黄阿姨。

黄阿姨疑惑地说：“虽然他第一次发作时曾经抽烟、喝酒，当时也很开心、激动，但这次发作可没有这样啊！”

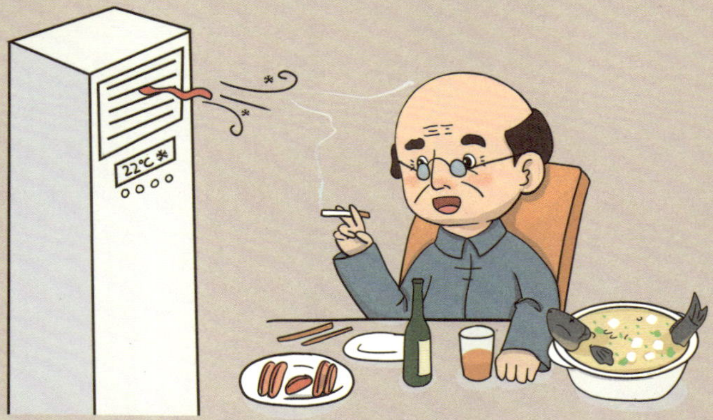

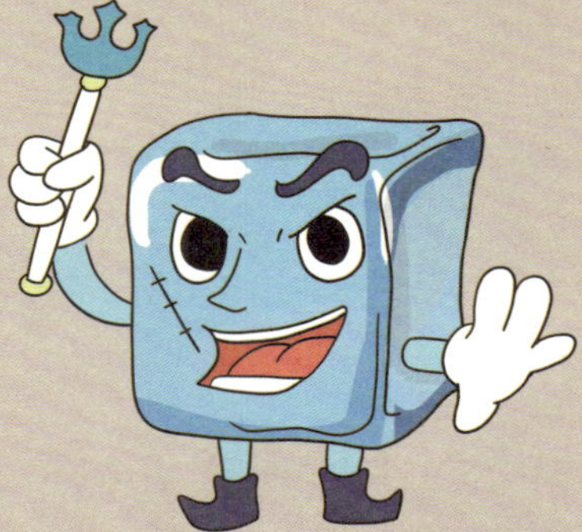

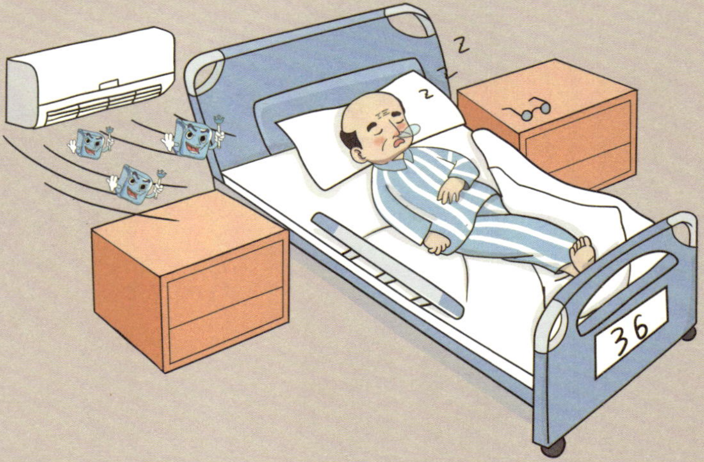

黄阿姨接着回忆道："老张发病当天一直吹着空调，当时温度挺低的。"

责任护士也提供线索，发现张大爷晚上睡觉因蹬被子，有被冷风侵袭过的情形。寒冷可引起交感神经兴奋，导致冠状动脉痉挛，难道是寒冷因子袭击了他的血管？

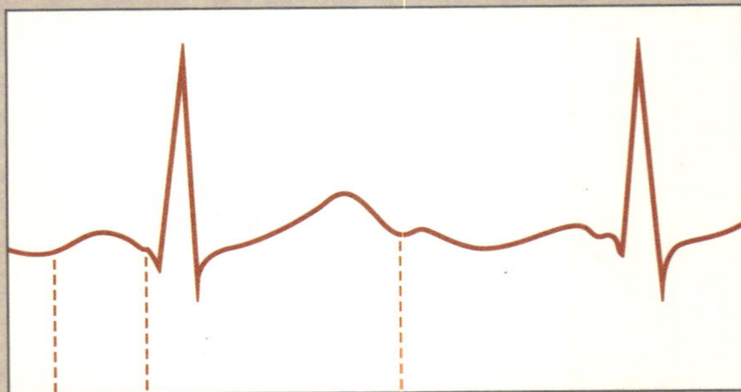

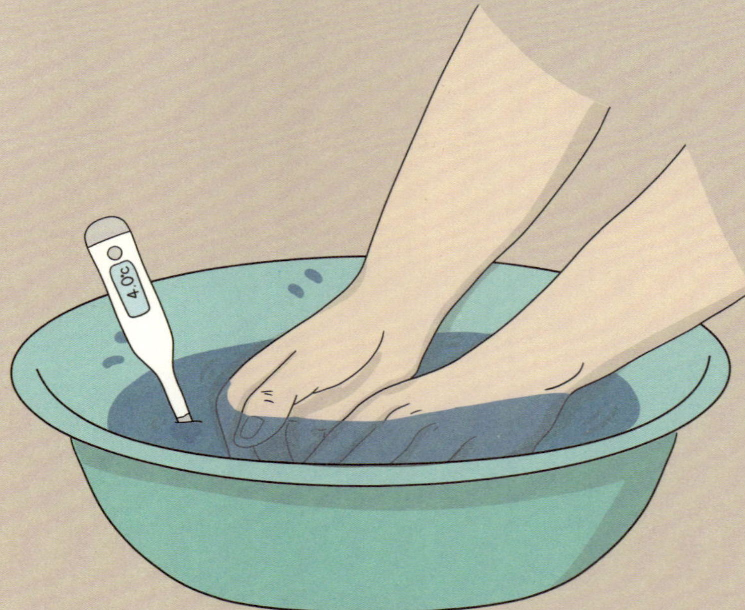

为进一步查明真相，梁教授决定做个冷加压试验。遗憾的是并没有诱发出张大爷的胸痛症状发作，案情再一次陷入了困境。

小课堂：冷加压试验：将双手浸入4℃左右的冷水中1分钟，观察皮肤的颜色是否因为血管过度收缩而变白。

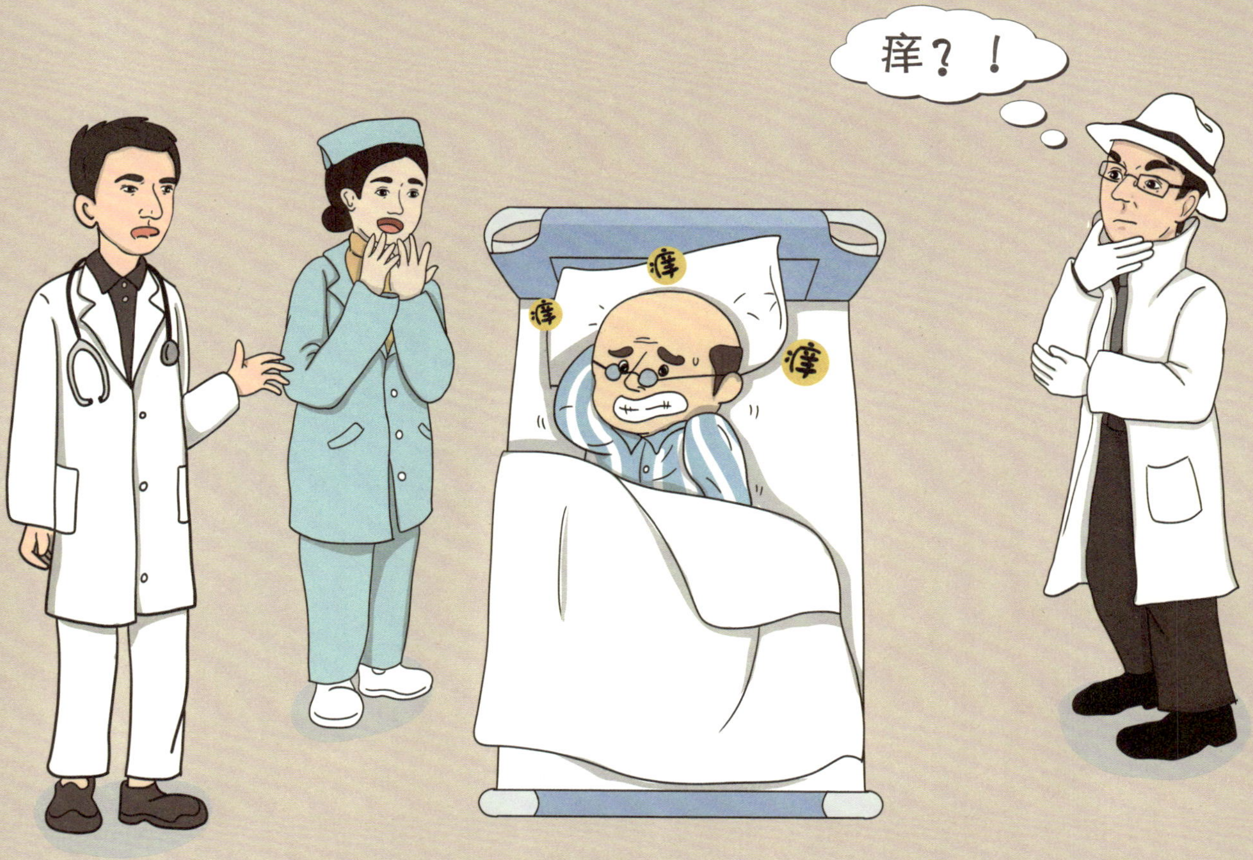

张大爷说道：“还别说，这冷水一刺激，把我肚皮上的痒倒是治好了！”

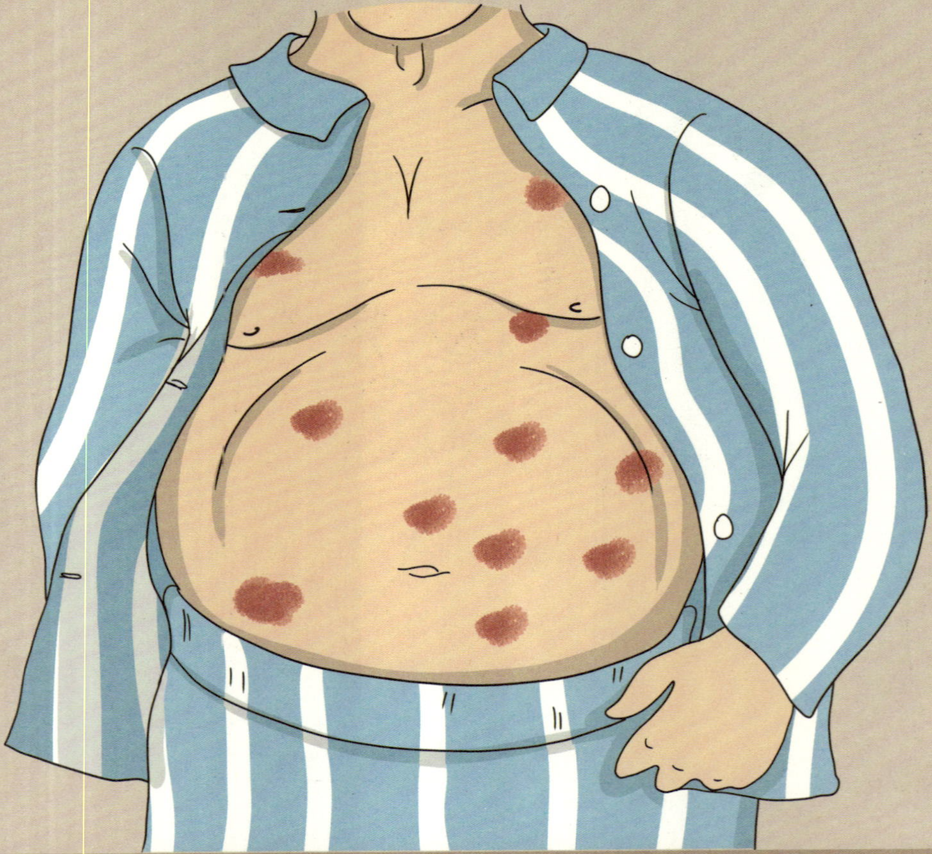

过敏！怎么忽略了这个因素。梁教授把张大爷的上衣解开，一大片红疹映入眼帘！

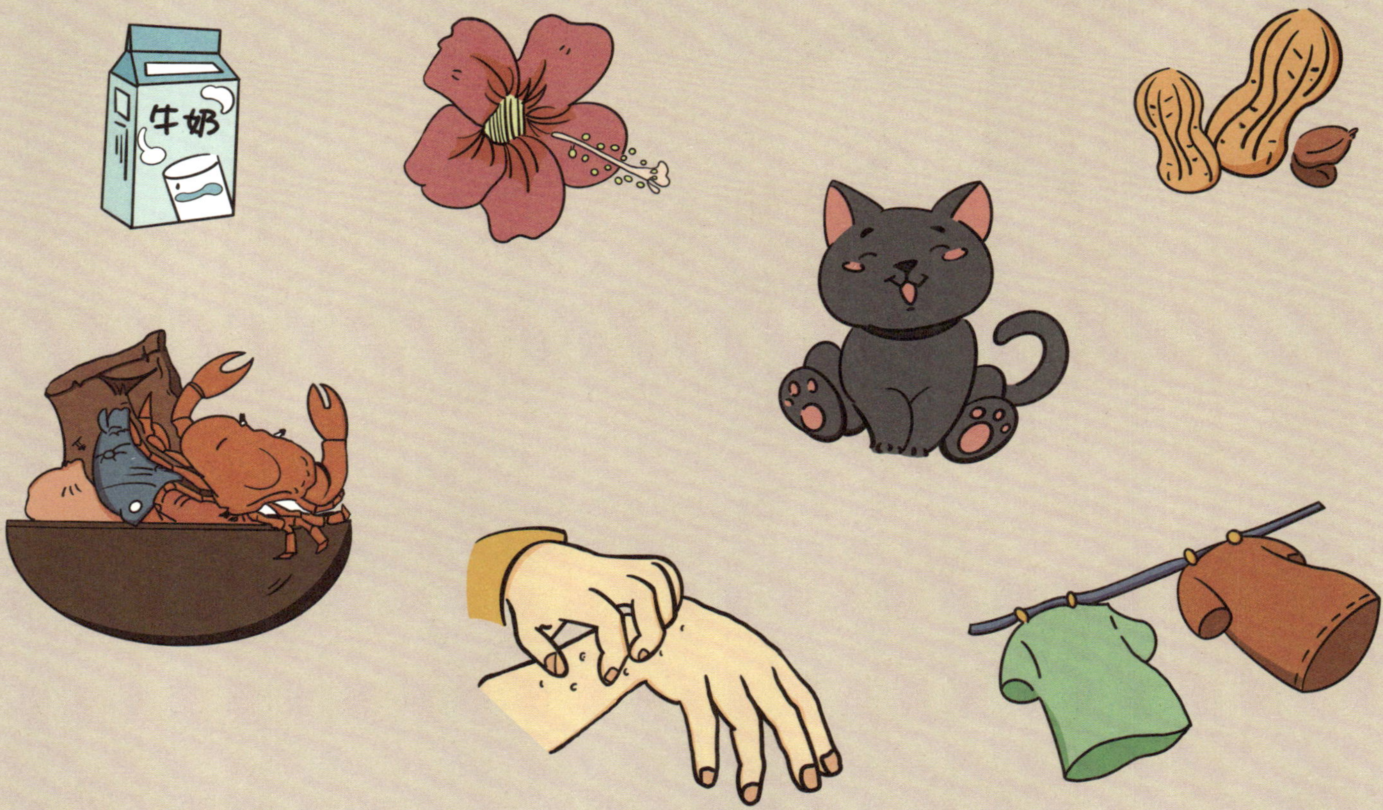

梁教授给众人分析道："过敏的原因十分复杂，常见的有环境因素（如寒冷、花粉等），也可与饮食（如海鲜、坚果等）密切相关。但引起张大爷过敏的因素还得进一步查证。"

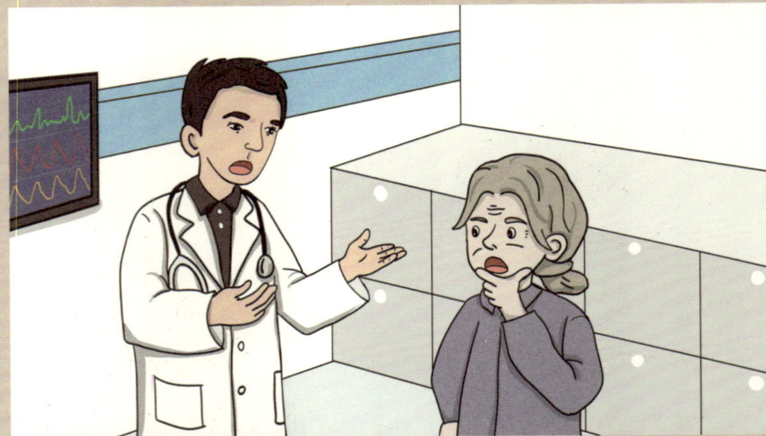

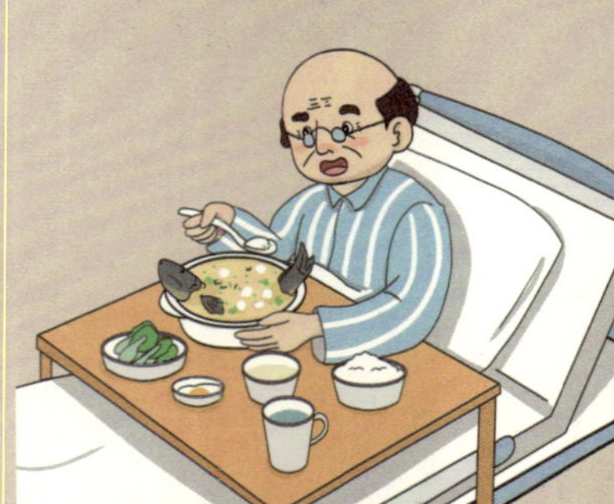

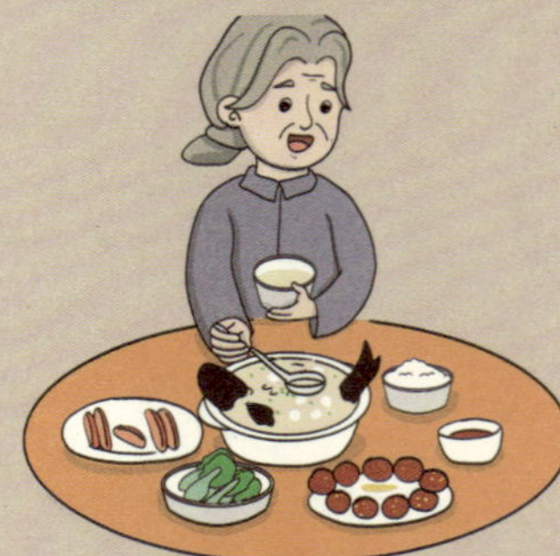

带着疑问，医生进一步询问了黄阿姨。她回忆道:“我们退休后饮食规律，吃的食物也很普通。但他生病当天因为是结婚纪念日，所以加了几道不常吃的菜，买了鱼之类的。考虑到这次他生病后身体虚弱，还特意炖了黑鱼汤。”

听到医生的讲解，张大爷也突然想起来……

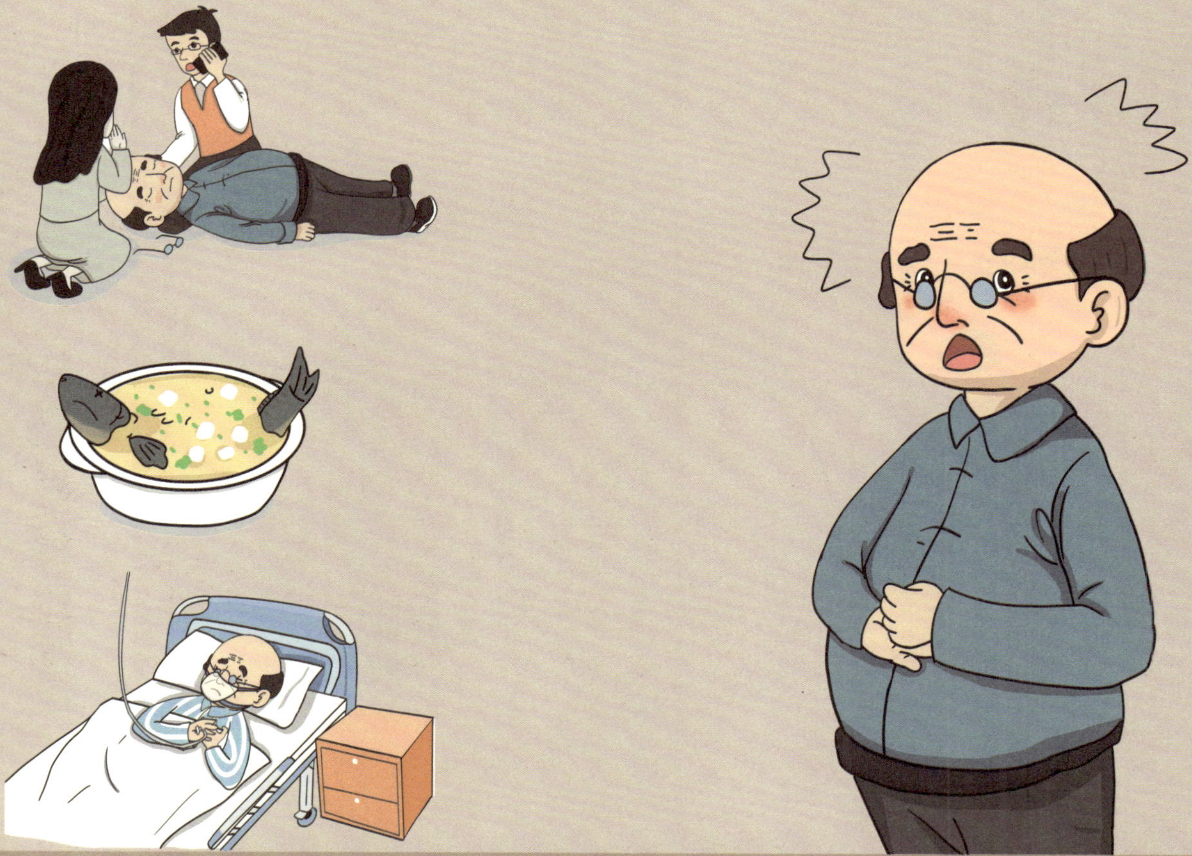

哦，对了！我两次发病前都喝了黑鱼汤，喝汤不久后就觉得痒和胸口痛，还能跟这有关？

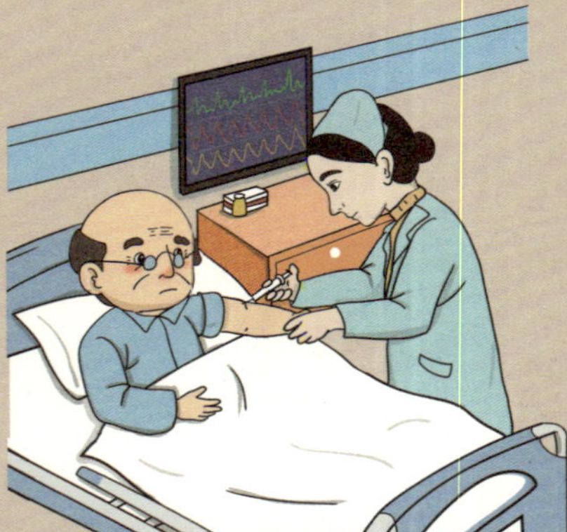

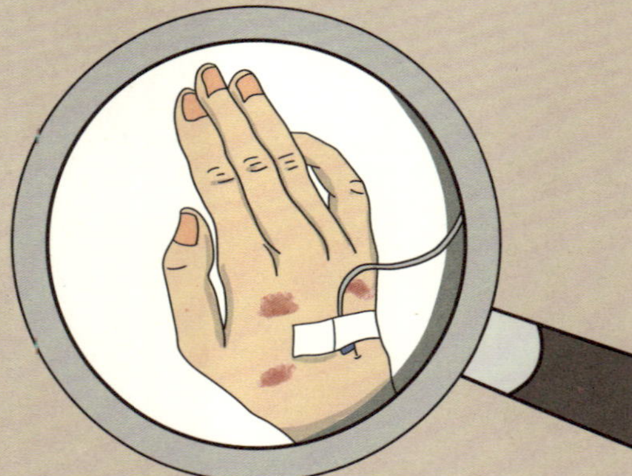

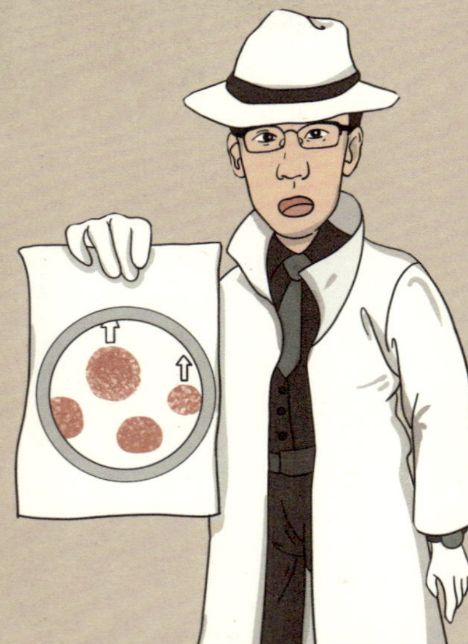

张大爷血常规检查提示嗜酸性粒细胞异常升高（往往意味着过敏）。皮肤过敏试验结果也呈阳性。

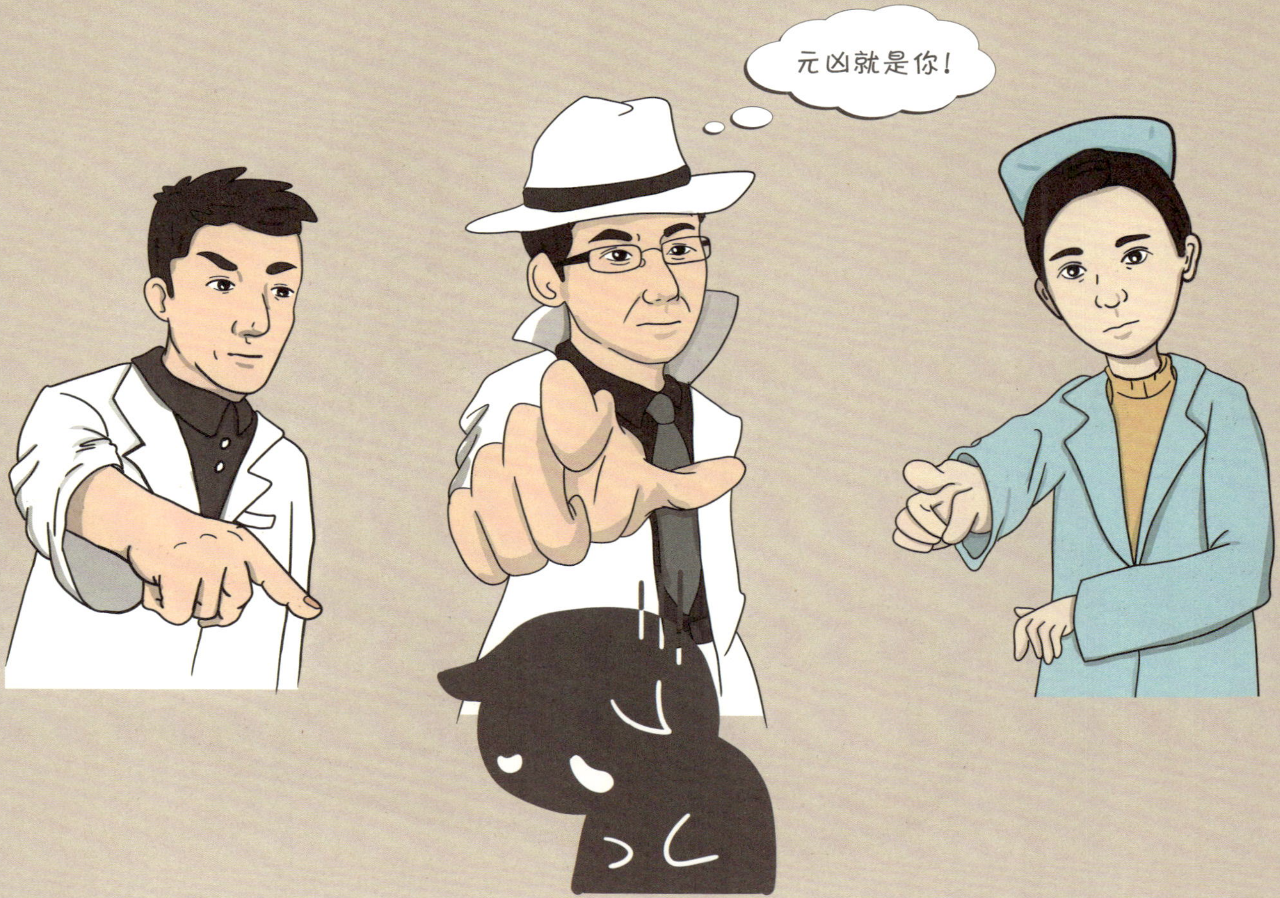

此时，梁教授心里有了答案：是（食用黑鱼）过敏导致的Kounis综合征！

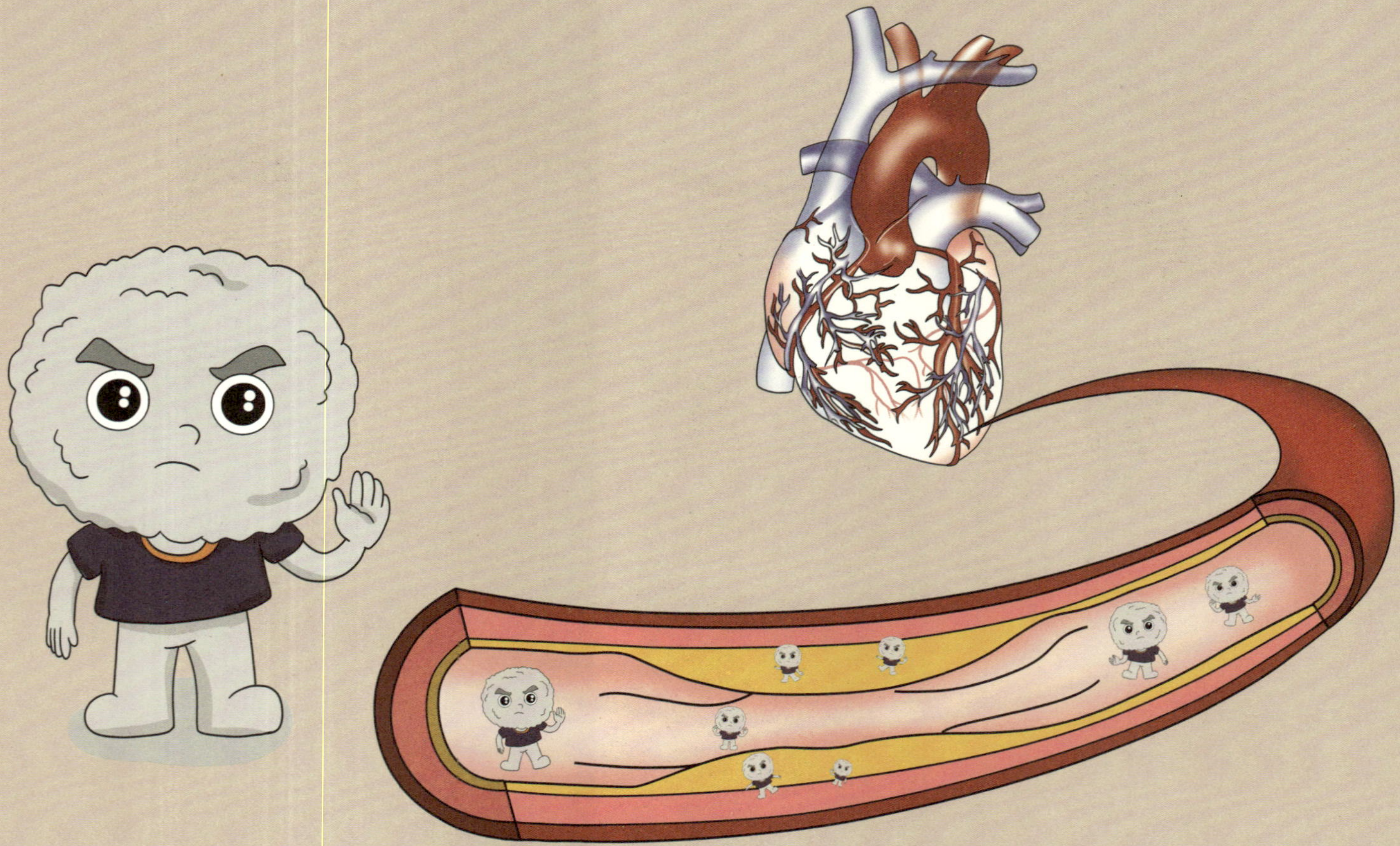

Kounis综合征由Kounis医生于1991年首次提出，是指在患者过敏的状态下，以肥大细胞为主的多种炎性细胞被激活并释放大量炎性介质，作用于冠状动脉，从而导致心肌缺血坏死。

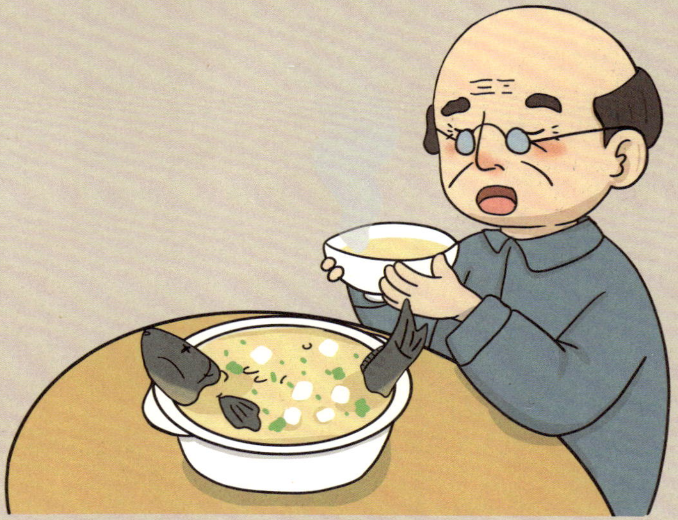

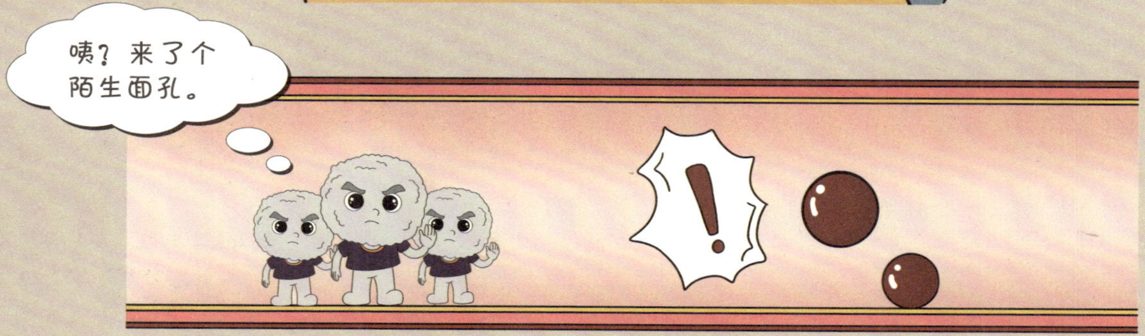

　　发病当天，鱼汤中的过敏因子刺激到了正在巡逻的肥大细胞。

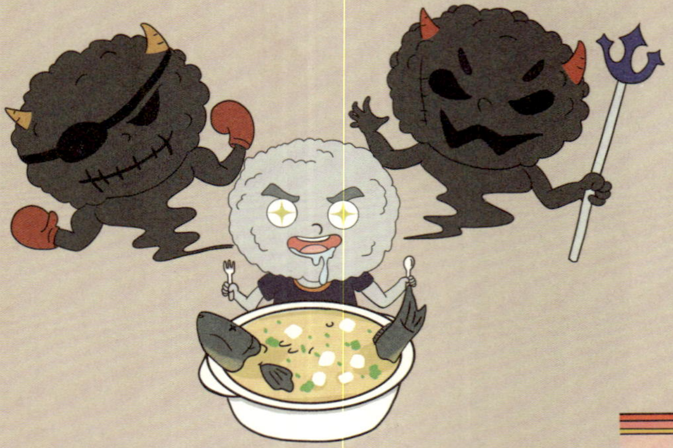

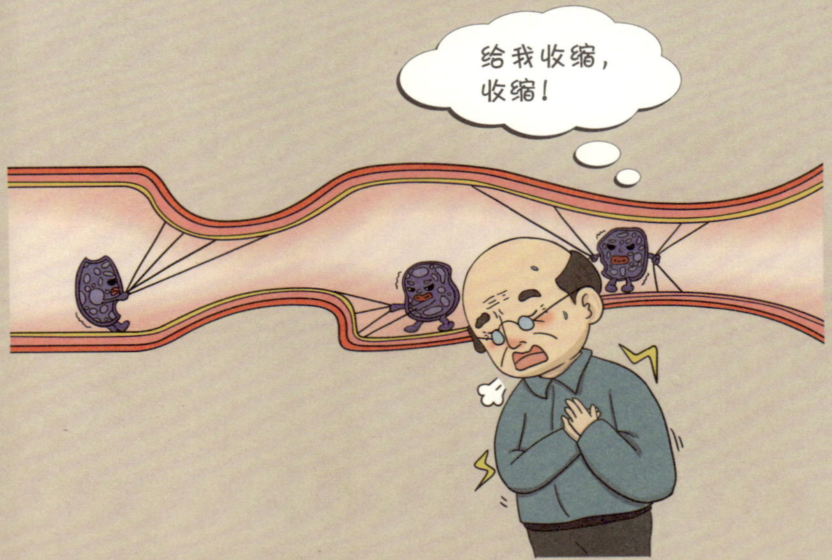

肥大细胞受到刺激后，变得异常“邪恶”，随即释放大量炎性介质，导致血管痉挛，促使悲剧的发生！

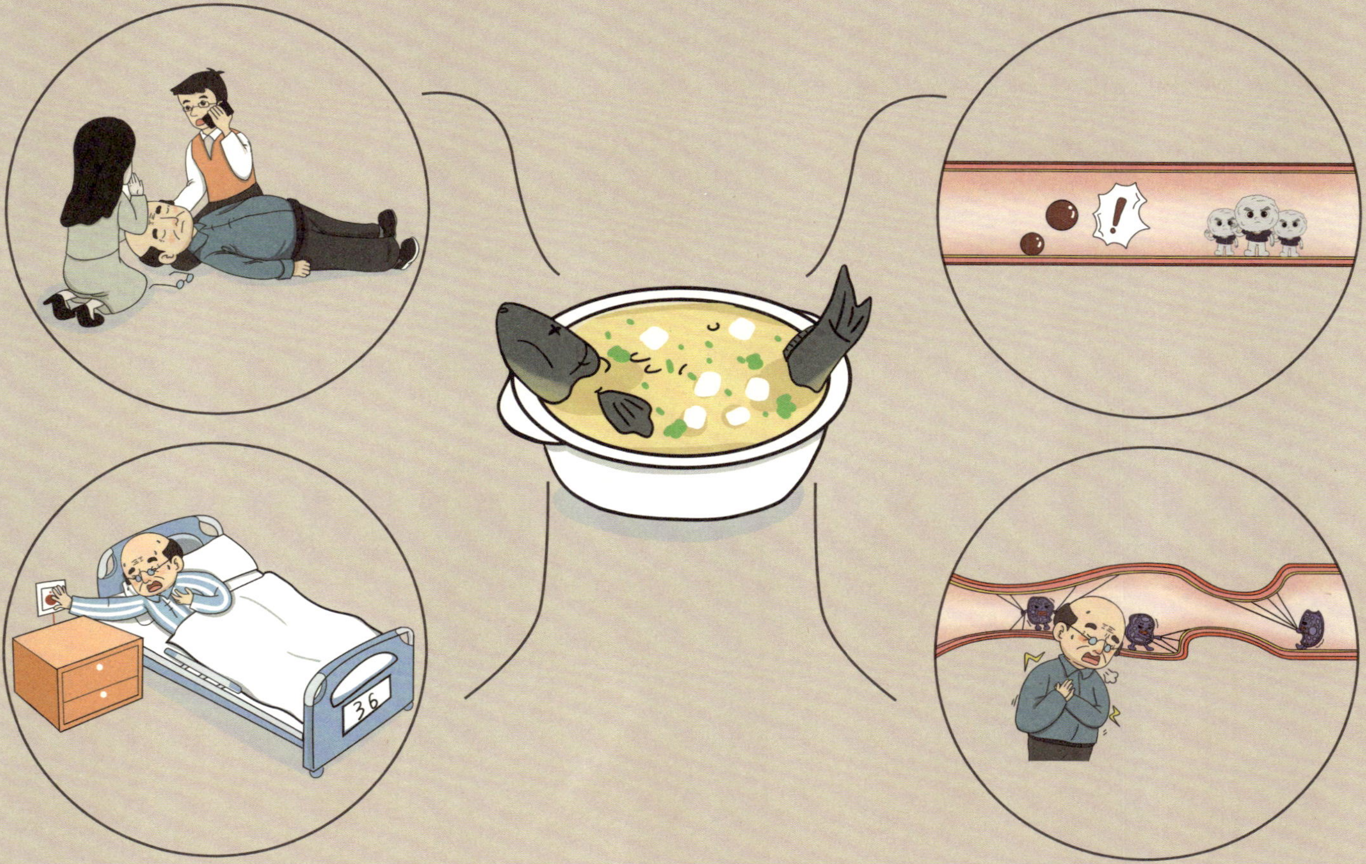

梁教授复盘了整个过程，张大爷本次罹患心肌梗死的原因终于真相大白了！

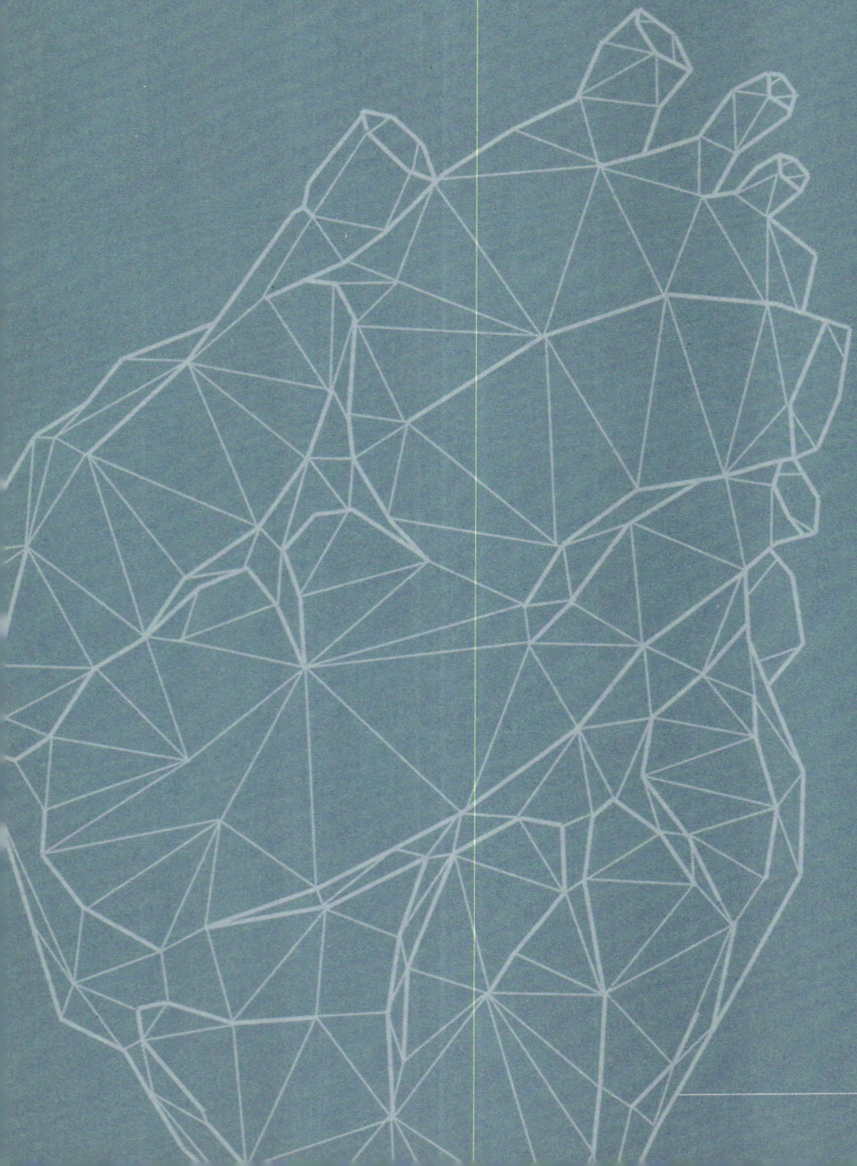

妙手回春，仁心医术

拯救缺血的心脏

带您缉拿心脏缺血幕后黑手

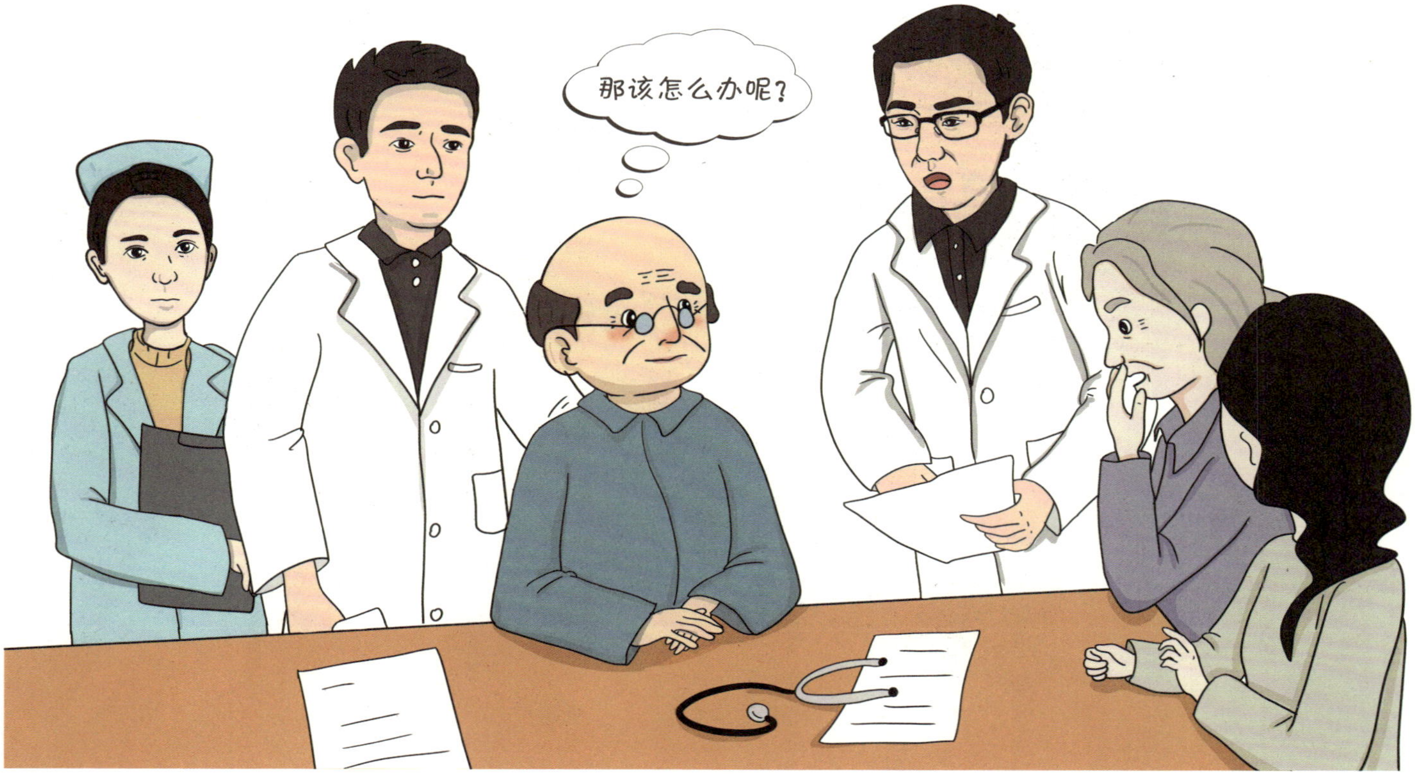

真相大白后，梁主任向众人讲解后续的治疗方案和注意事项。

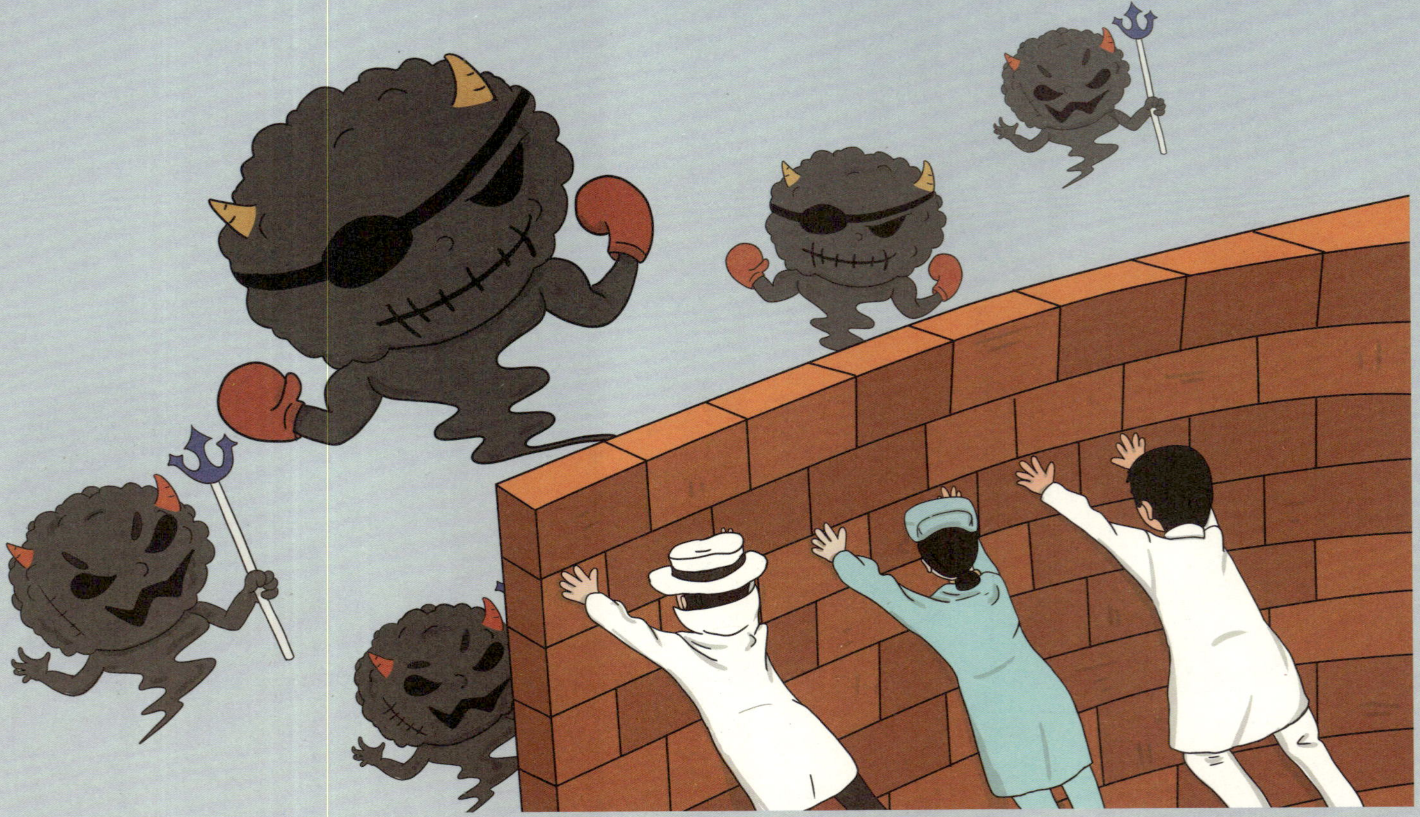

（1）首先要远离已明确或高度怀疑可导致疾病发生的过敏因素。如本案中，张大爷以后要禁食黑鱼。

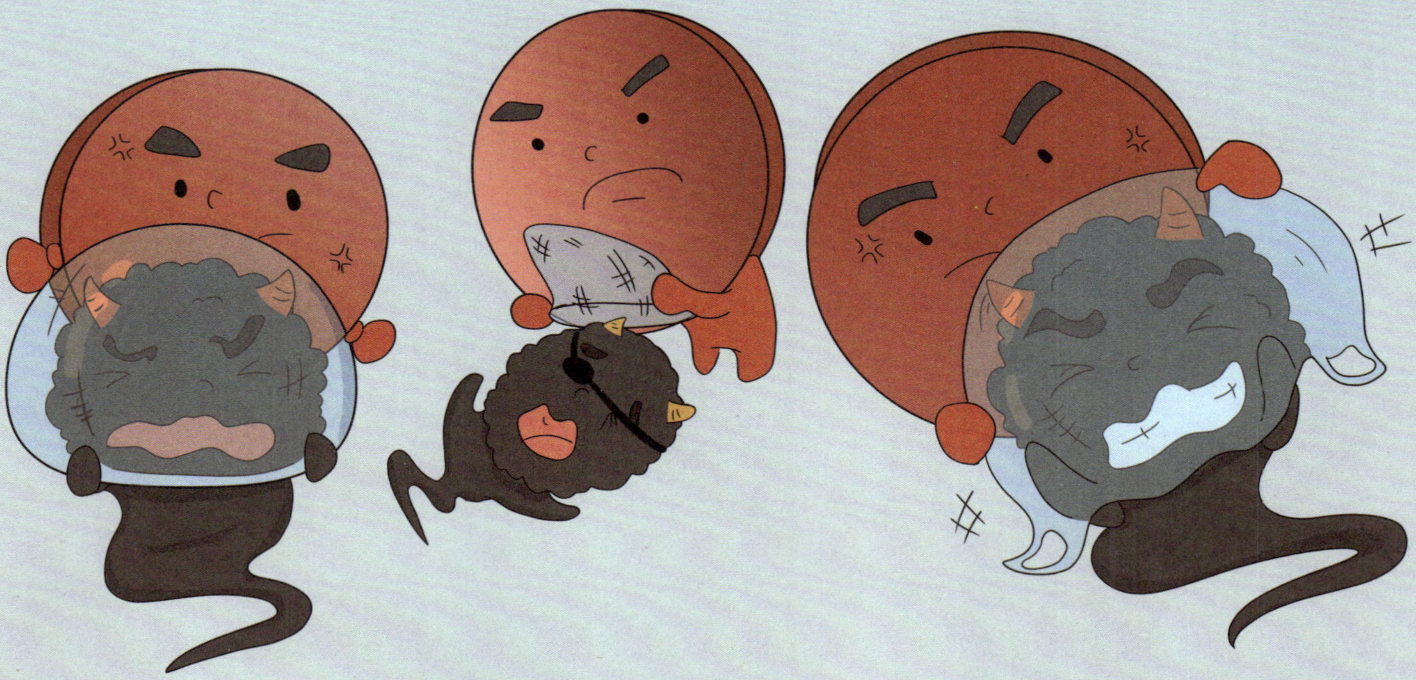

（2）口服抗组胺药：抗组胺药是阻断肥大细胞组胺受体的药物，可抑制肥大细胞释放炎性介质。

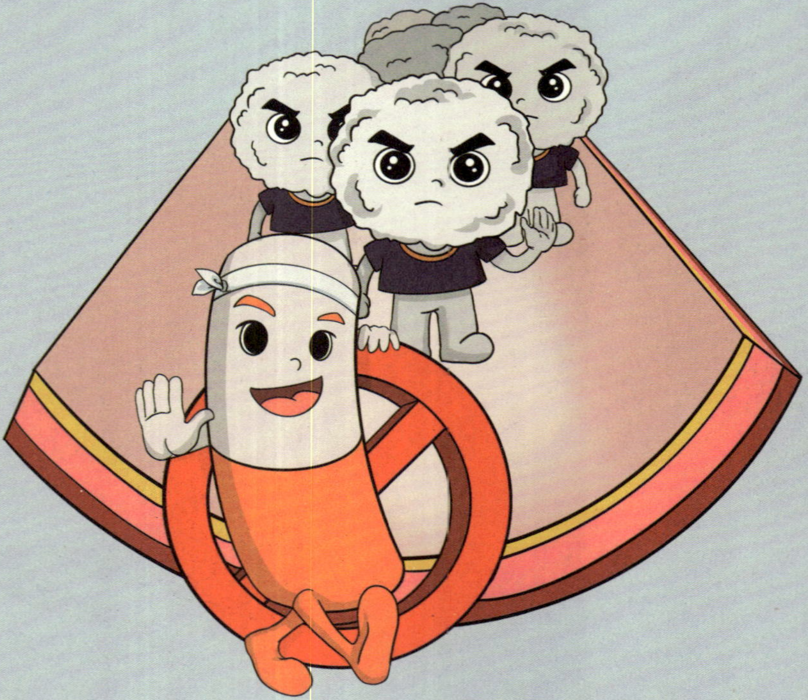

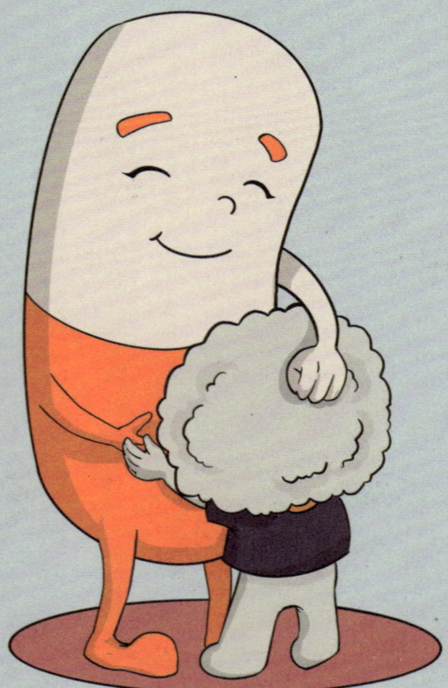

（3）应用糖皮质激素：抑制肥大细胞脱颗粒，同时也抑制其释放组胺、5-羟色胺、缓激肽等炎性介质。

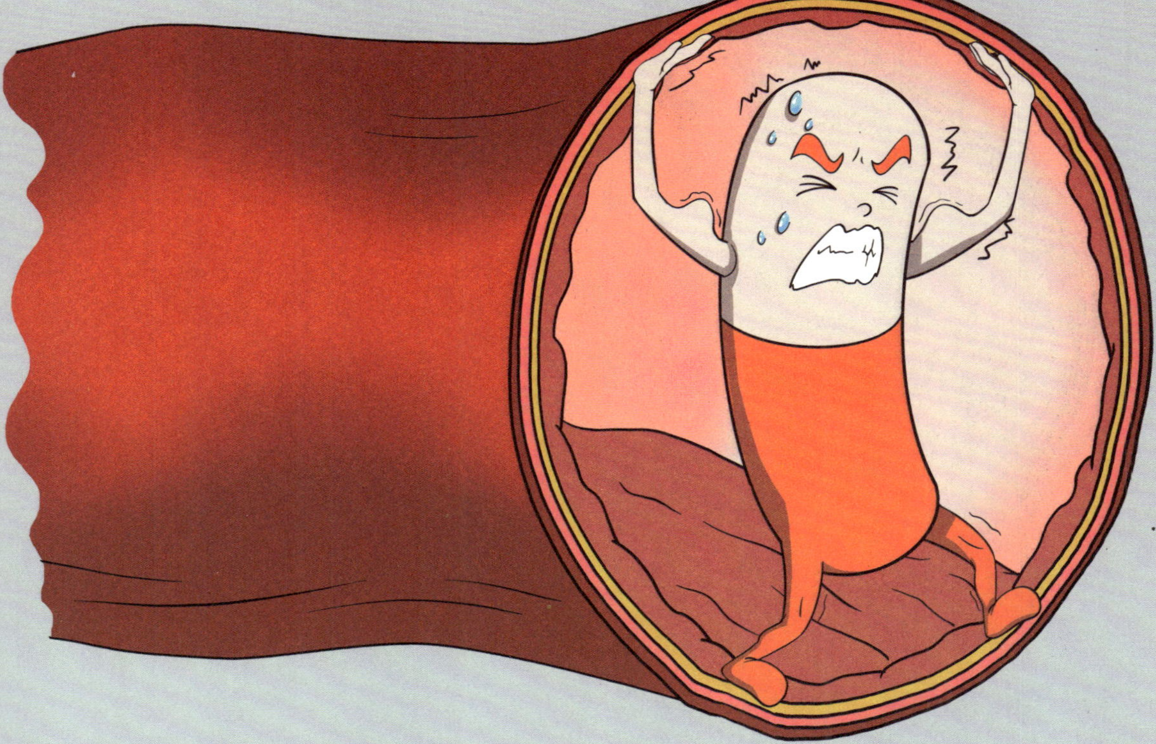

（4）扩血管治疗：针对冠状动脉痉挛，应用能扩张血管的药物（如硝酸酯、钙拮抗剂等），以疏通血管、恢复冠状动脉血流。

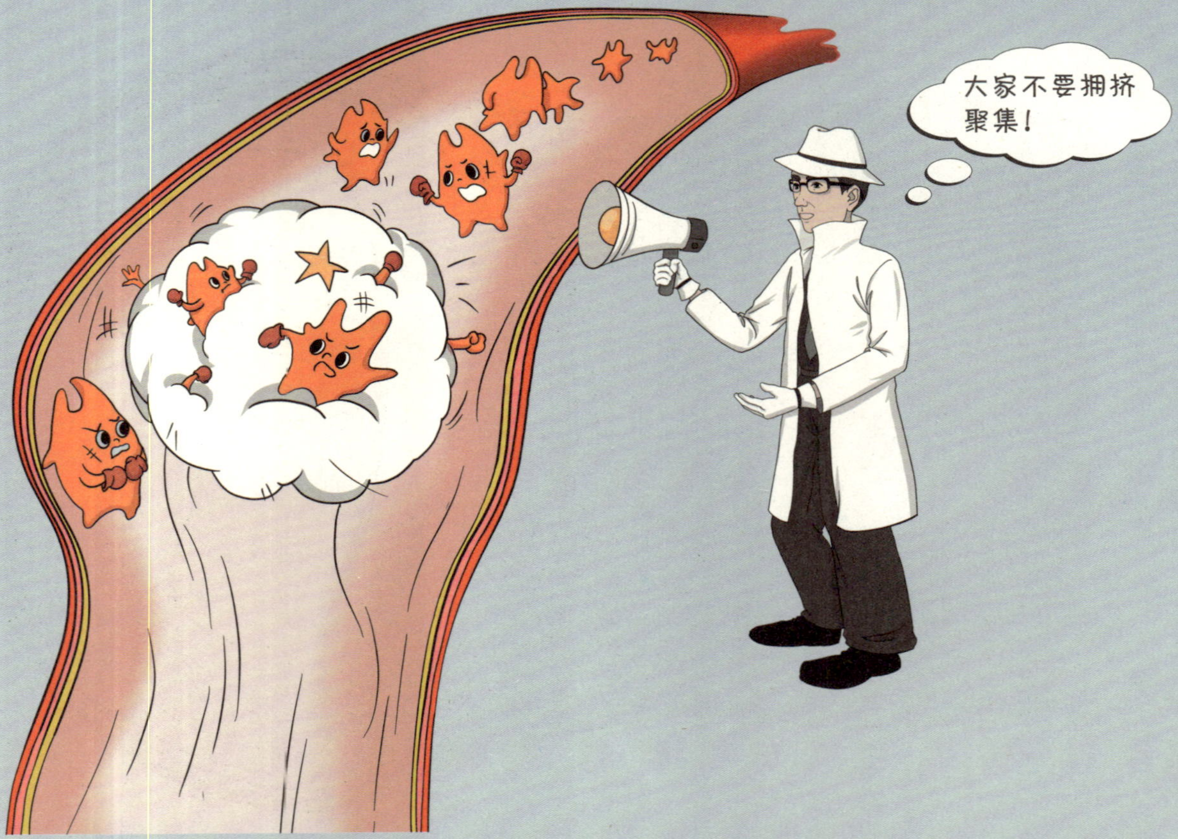

（5）抗血小板聚集的药物治疗：在冠状动脉痉挛导致血管堵塞时，防止血小板局部聚集形成血栓。

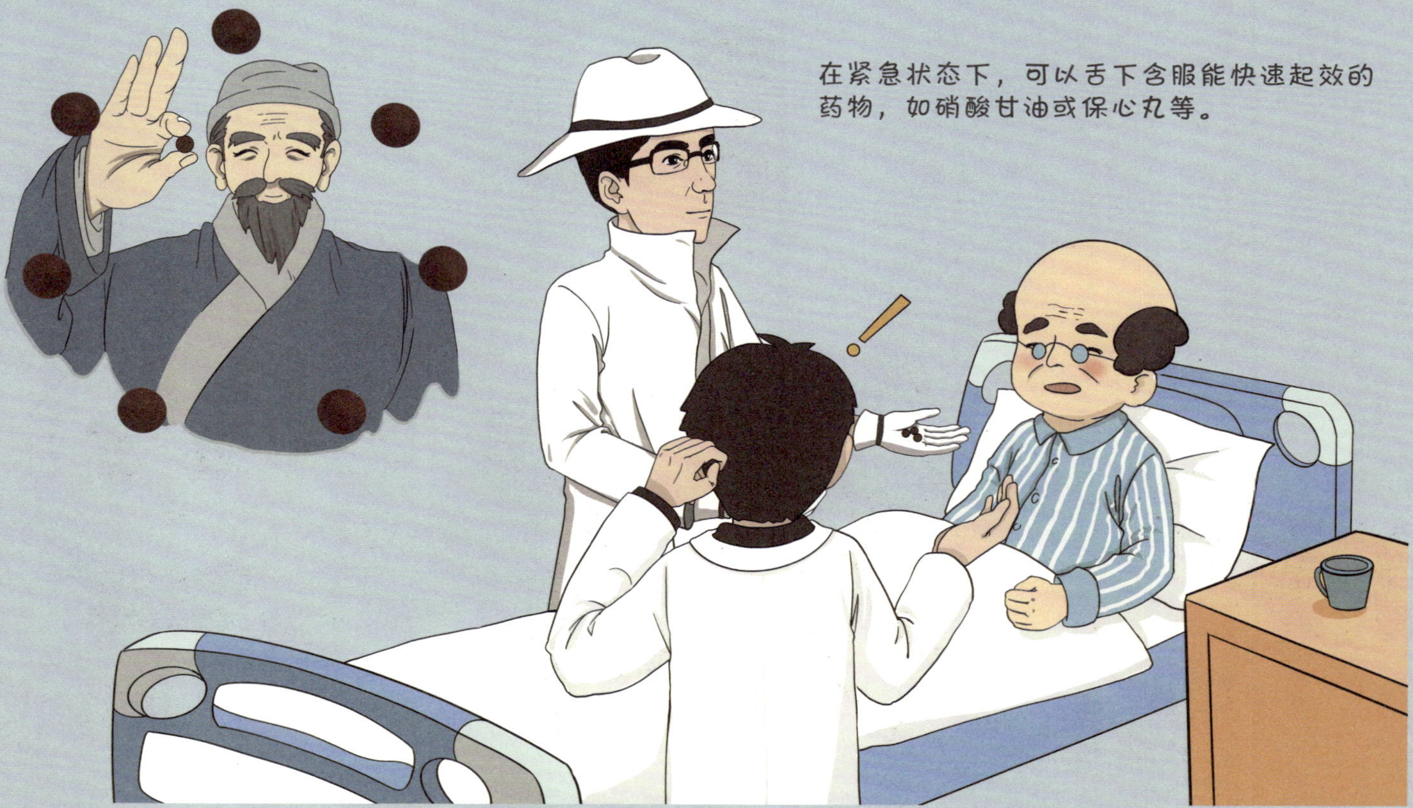

（6）应用具有保护内皮、扩张血管的中成药（如麝香保心丸等），既可以在胸痛症状发作时舌下含服，也可以口服作为日常治疗手段。

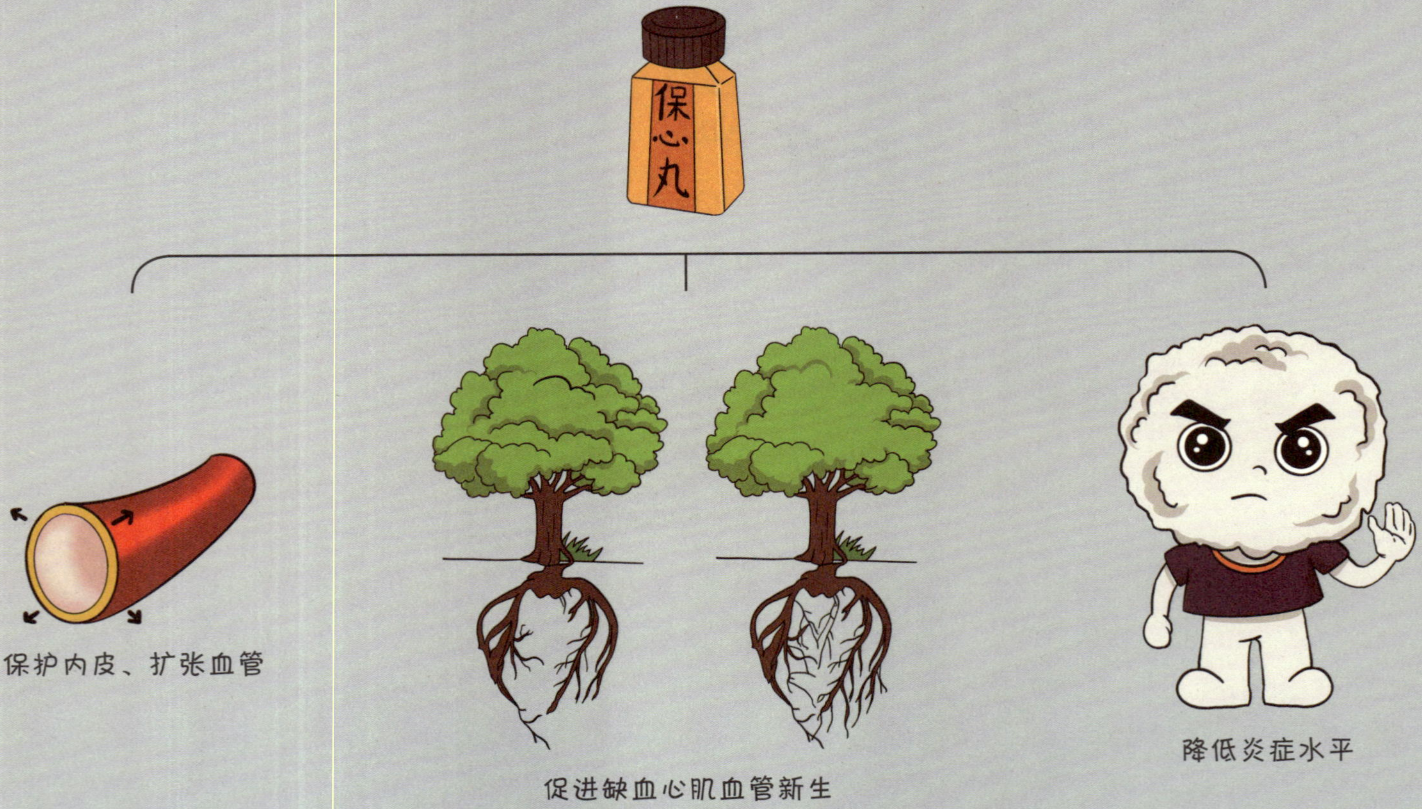

祖国传统中医药具有辨证施治、个体化治疗的优势。常用的治法包括芳香温通、活血化瘀、活血通络等；循证医学表明，芳香温通类中成药（代表药为麝香保心丸）可有效缓解心绞痛、心肌梗死患者的不适症状，显著提升患者的生活质量，且长期应用安全性良好。

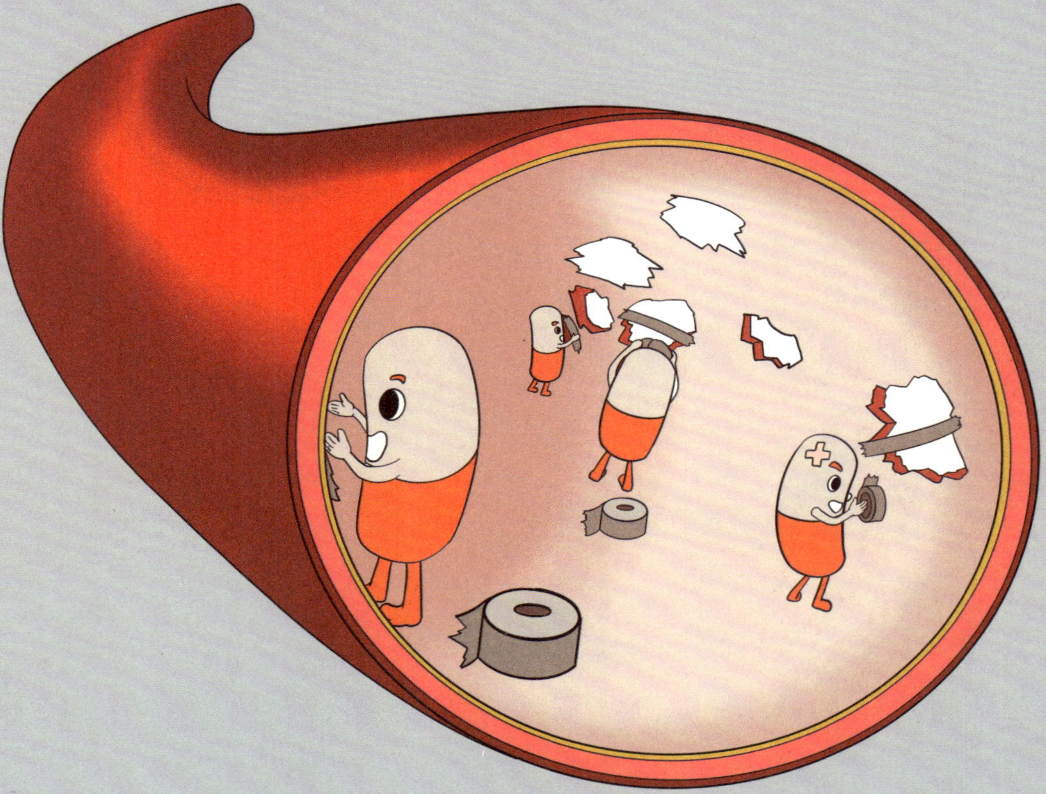

（7）应用降脂药物，稳定动脉斑块，降低肥大细胞诱导斑块破裂的概率。

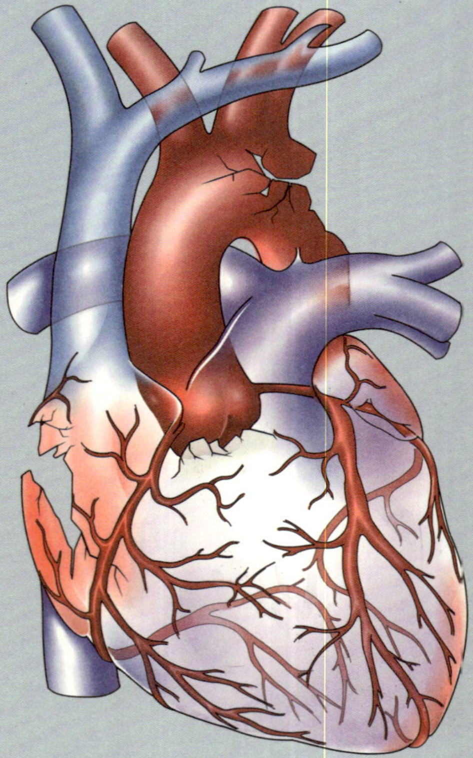

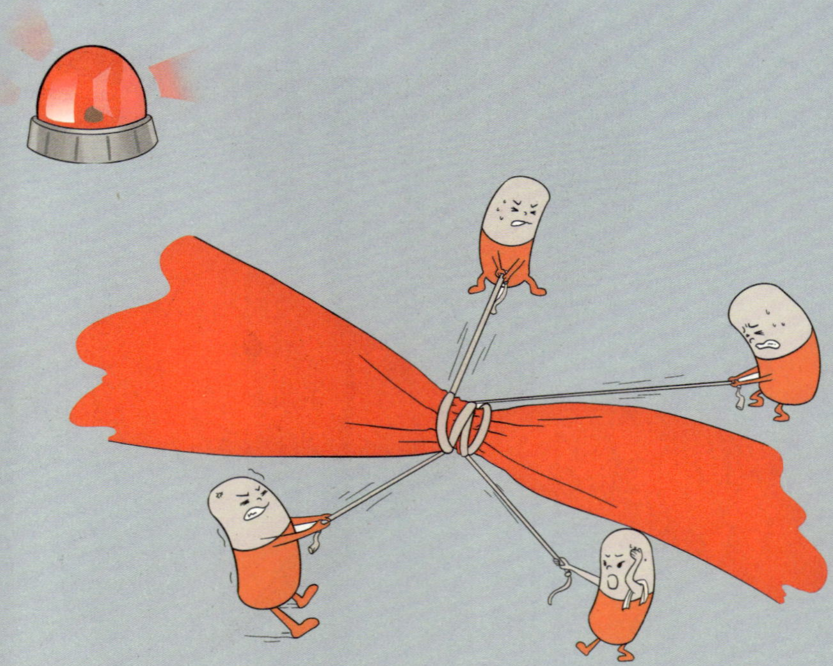

需要注意的是，冠状动脉痉挛的患者禁忌服用β受体阻滞剂，因其可导致血管收缩，加重心肌缺血。

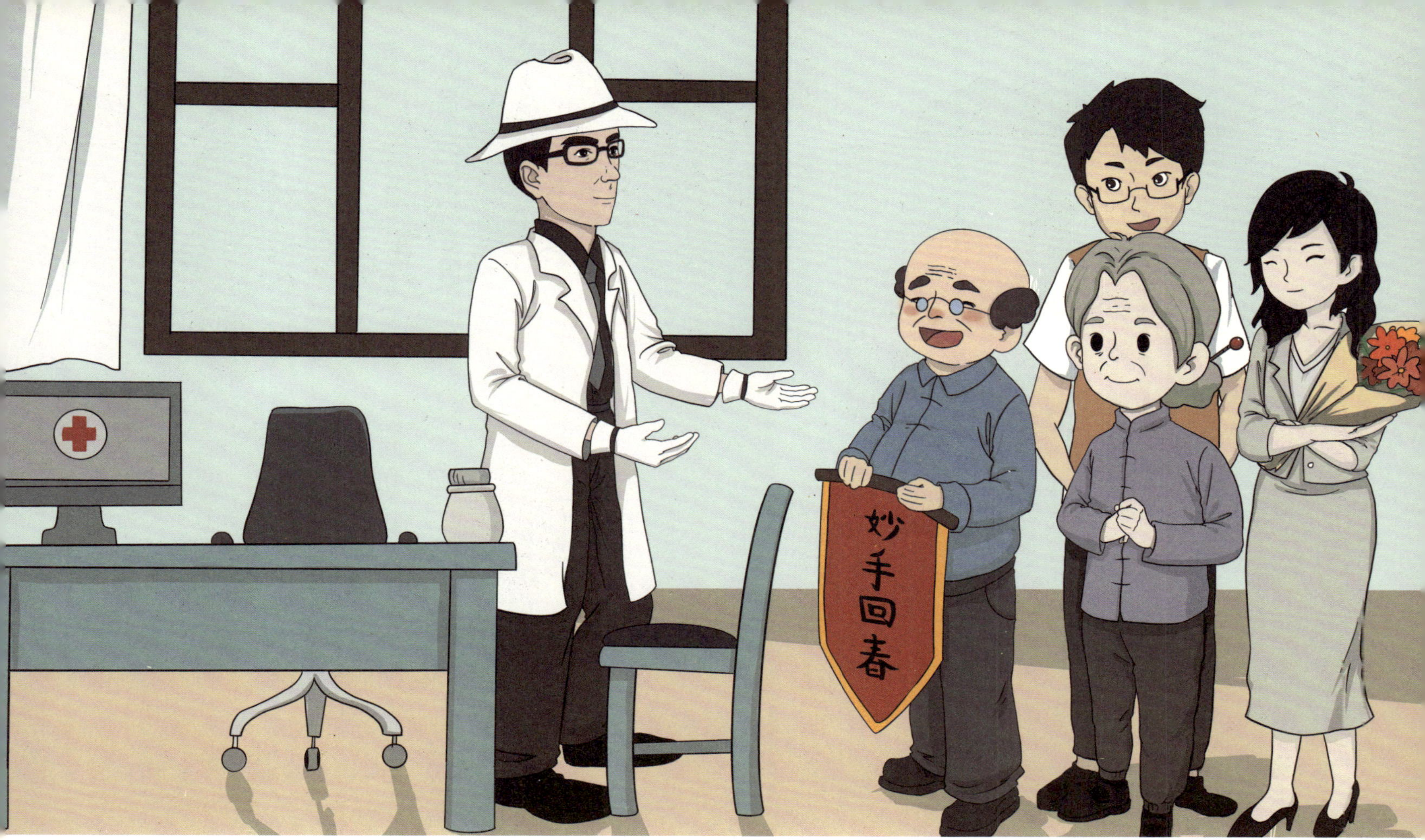

张大爷经过一系列综合治疗后，再也没有出现胸痛等症状，身体恢复得很好。

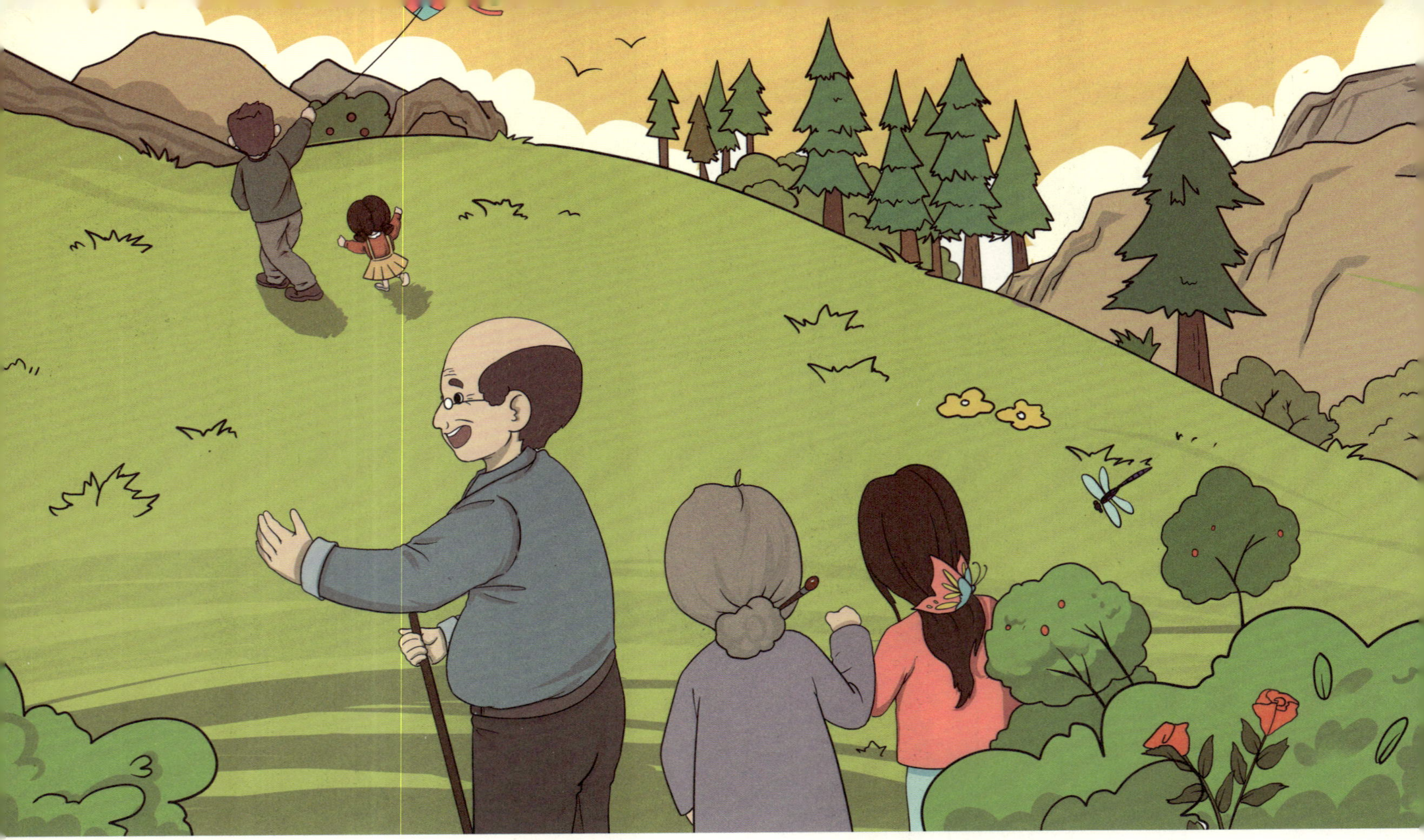

一家人又恢复了往日生活的平静。

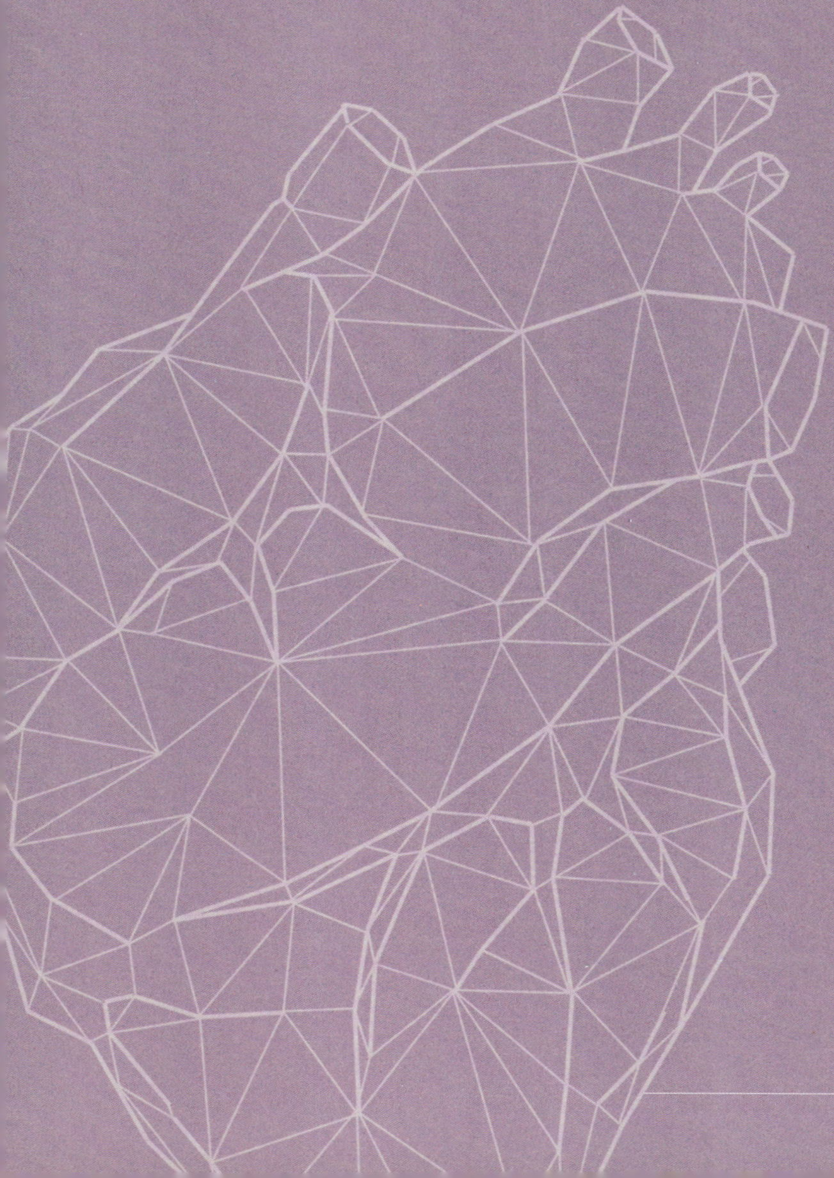

穷 理 尽 妙， 学 贯 中 西

走 进 学 术 小 课 堂

带您缉拿心脏缺血幕后黑手

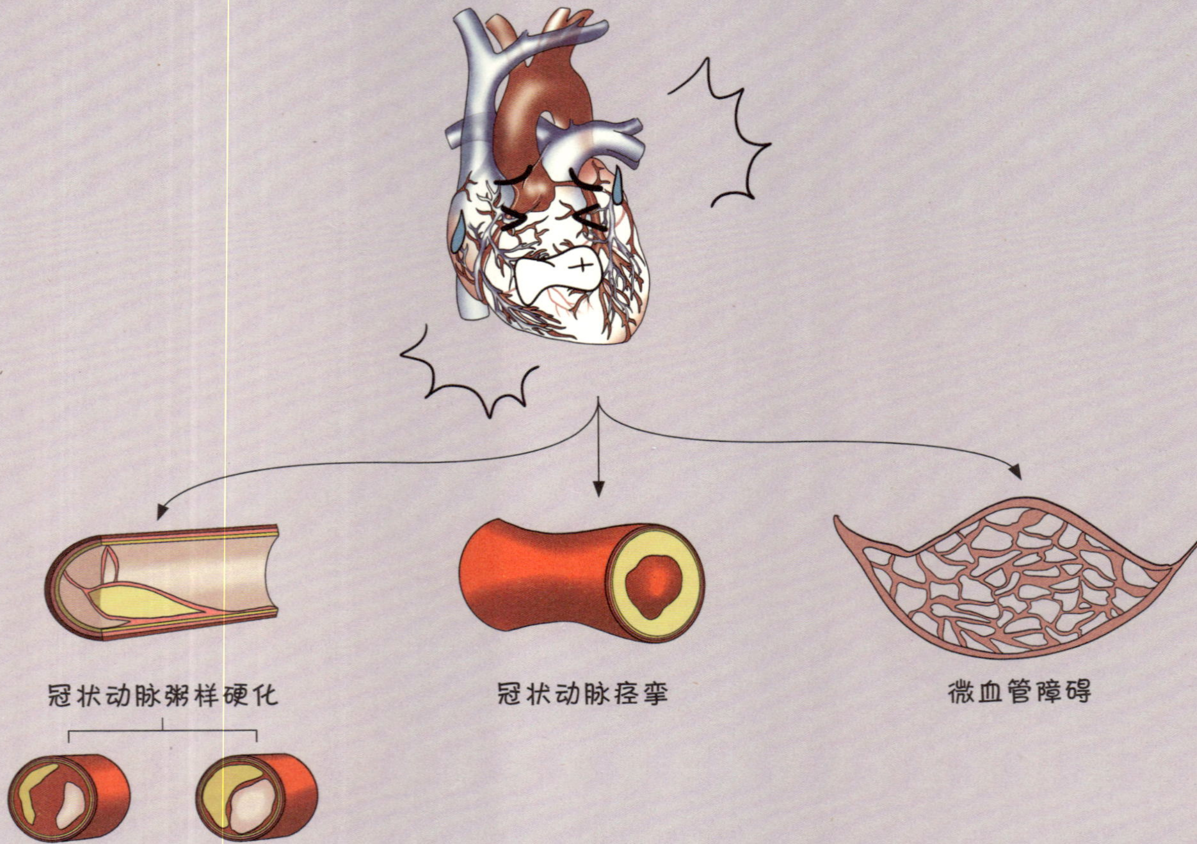

临床上，缺血性心脏病常见的三大原因：冠状动脉粥样硬化、冠状动脉痉挛、微血管障碍。这三个原因可以单独致病，也可重叠。

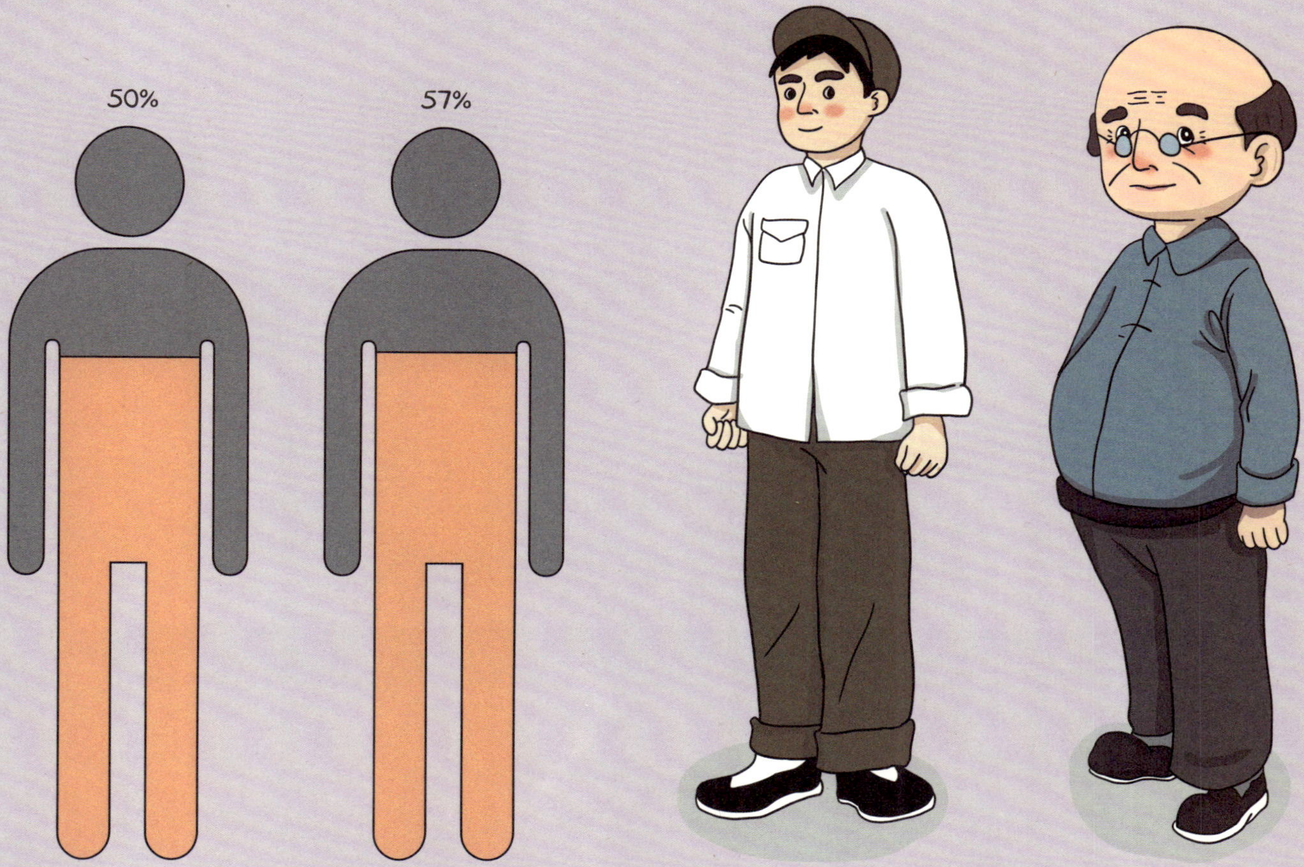

据估计，50%的胸痛患者和57%的急性冠状动脉综合征患者存在冠状动脉痉挛。

冠状动脉痉挛主要分布在40~70岁人群中，好发于男性。

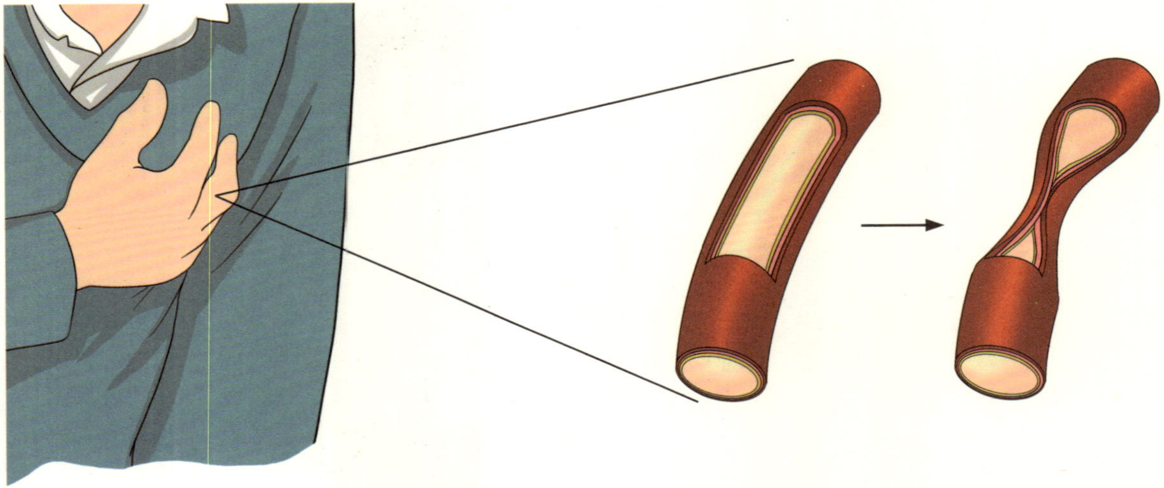

常见冠状动脉痉挛性心绞痛的诱发因素

生理性 / 不良生活嗜好	医 / 药源性
身体 / 精神压力	儿茶酚胺
清晨运动	胆碱能药物
寒冷刺激	选择性 5- 羟色胺再摄取抑制剂（SSRIs）
过度通气	β受体阻滞剂
Valsalva 动作	中枢神经系统兴奋剂
镁缺乏	全身麻醉
血小板激活	化疗药物
吸烟和饮酒	冠状动脉手术操作

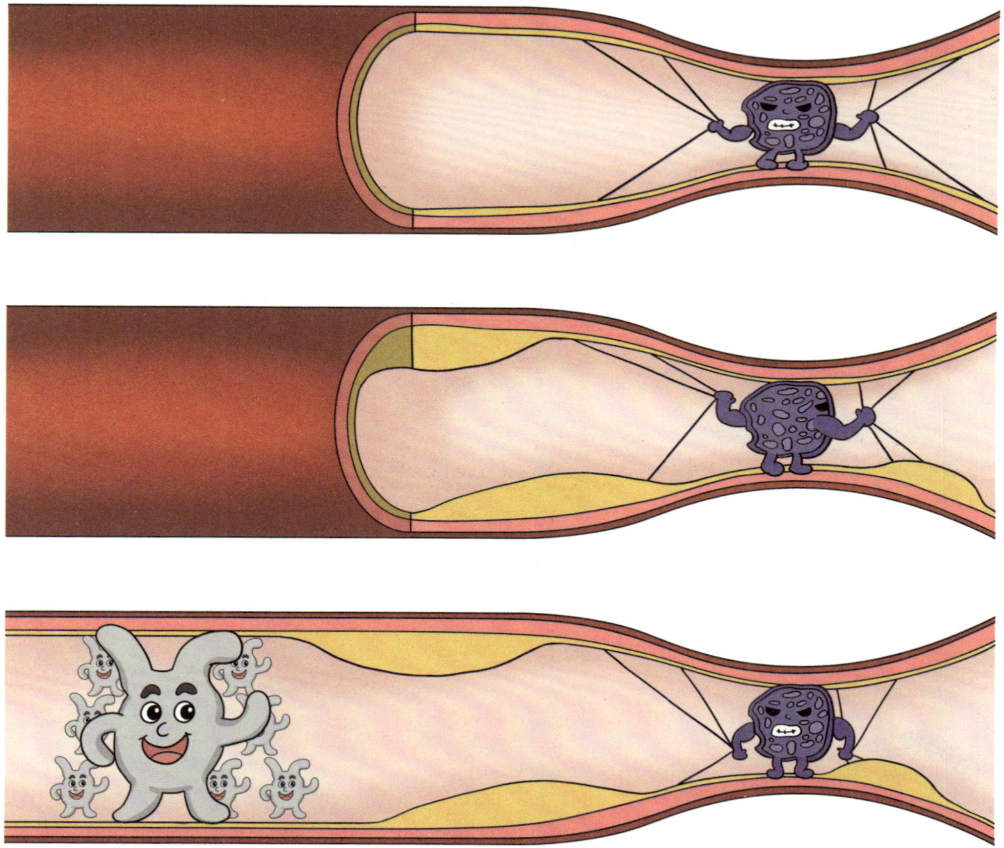

Kounis综合征是一种特殊类型的冠状动脉痉挛，它是组胺、白三烯从肥大细胞大量释放，造成了冠状动脉平滑肌细胞的收缩。临床上分为3型：Ⅰ型为过敏反应诱发无基础病变的冠状动脉痉挛；Ⅱ型为过敏反应诱发存在粥样硬化的冠状动脉痉挛或斑块破裂；Ⅲ型为过敏反应导致的冠状动脉支架内血栓形成。

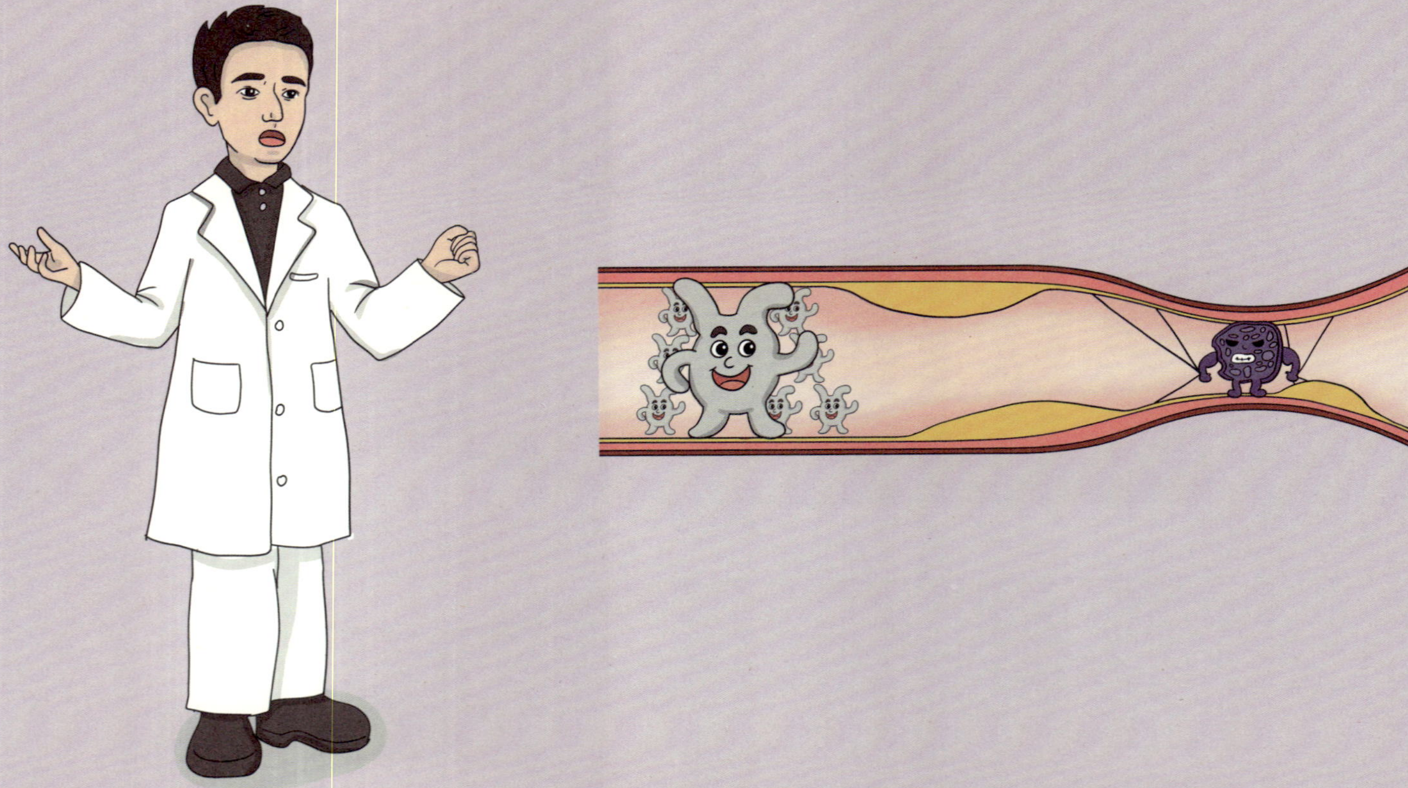

根据Kounis综合征不同的分型，其治疗方案和预后略有不同，张大爷患的是Ⅱ型，即过敏反应诱发存在粥样硬化的冠状动脉痉挛。

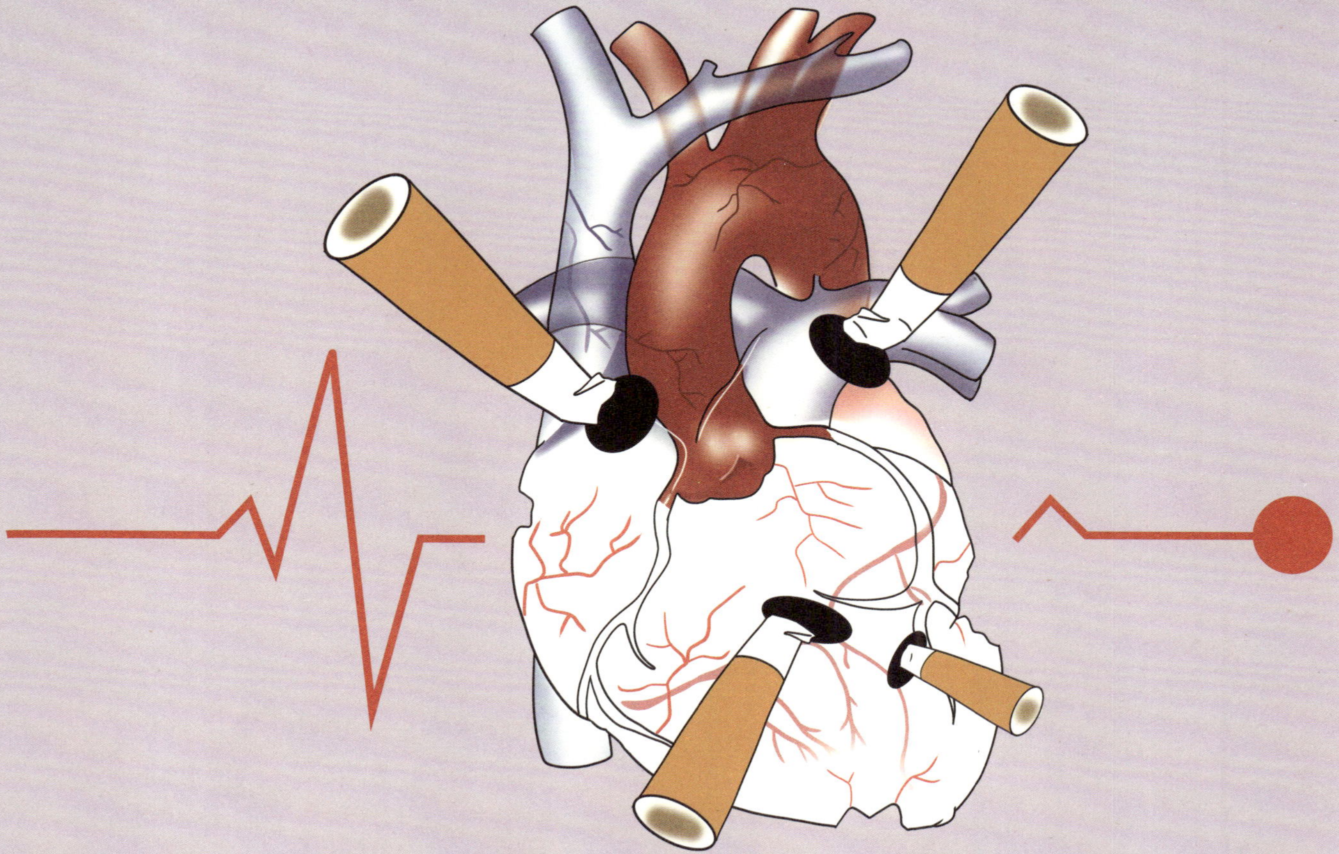

除了我们刚才提到的药物治疗外，预防也十分重要，尤其是戒烟。因为烟草中的有害物质对心血管的危害极大，是引起冠状动脉痉挛最常见的原因，所以应尽快戒烟！

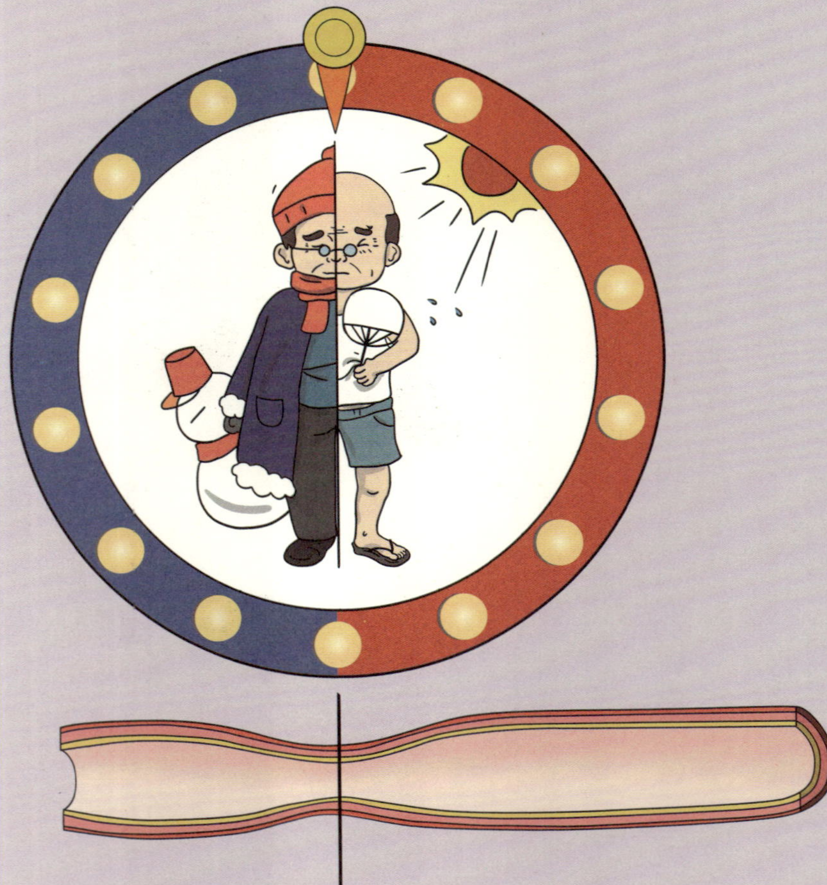

寒冷会导致交感神经兴奋，促进儿茶酚胺释放及血管收缩。因此，要避免忽冷忽热，防止冠状动脉痉挛。

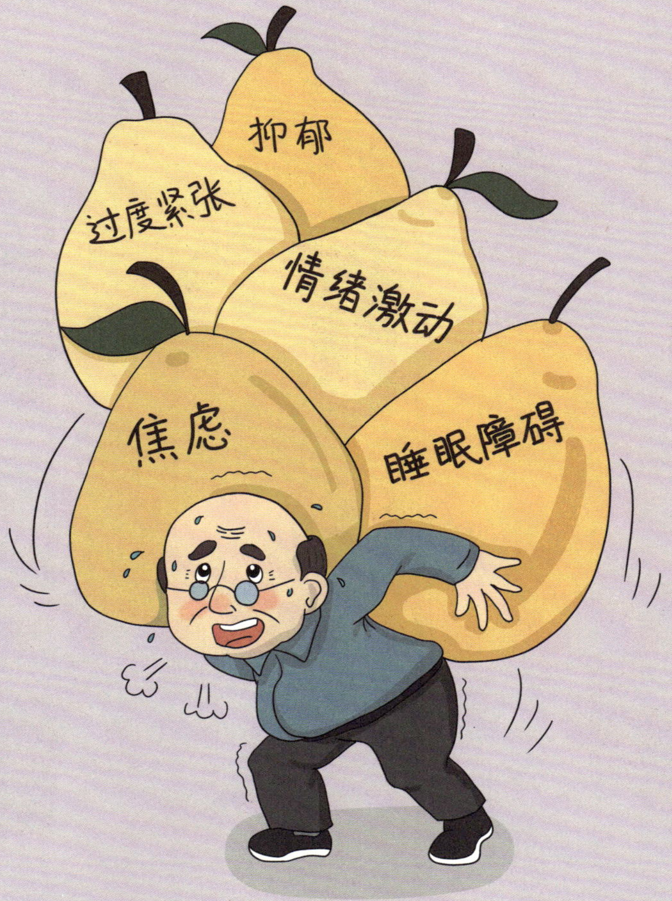

焦虑、抑郁、情绪激动、睡眠障碍等也是导致血管痉挛的常见原因，如果合并存在，则呈现明显的叠加放大效应！

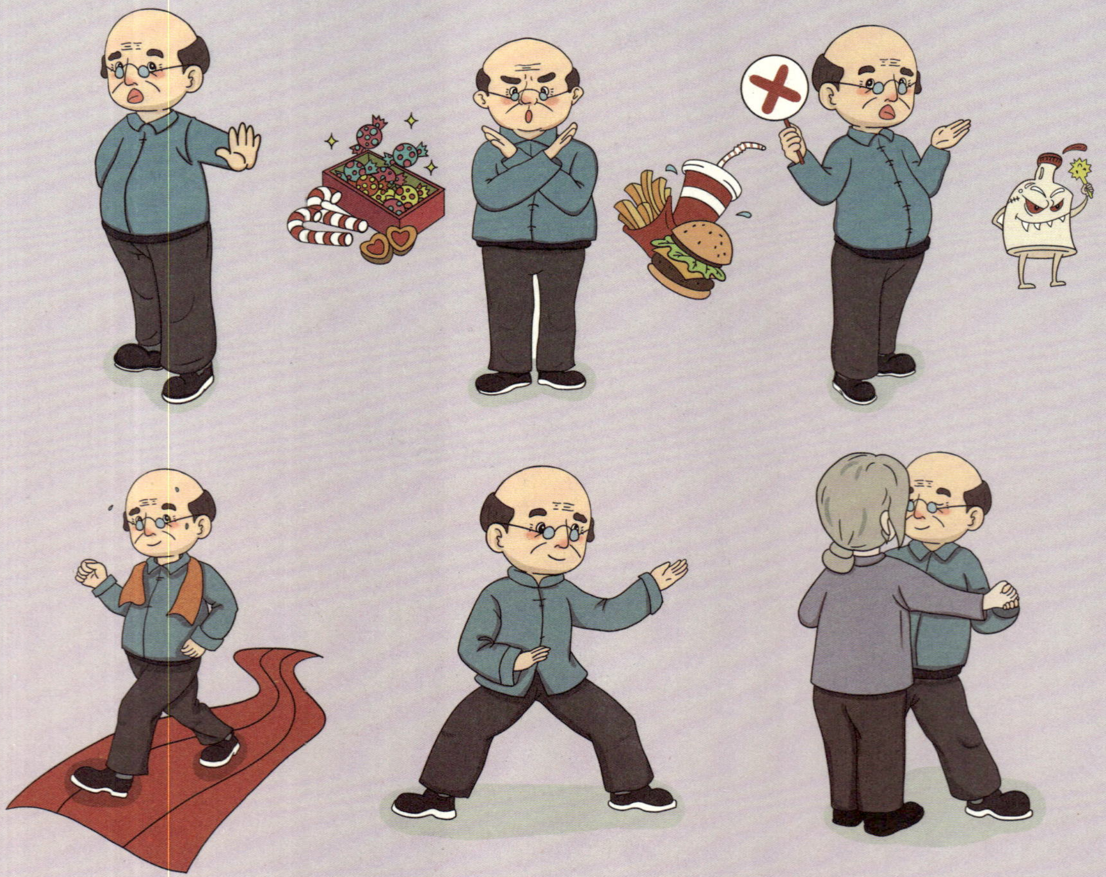

要远离损伤血管内皮、促进斑块形成的不良嗜好，如高糖、高脂饮食及饮酒等。适当且规律的有氧运动不但有助于降低罹患高血压、糖尿病、高胆固醇的风险，而且可有效改善动脉弹性。

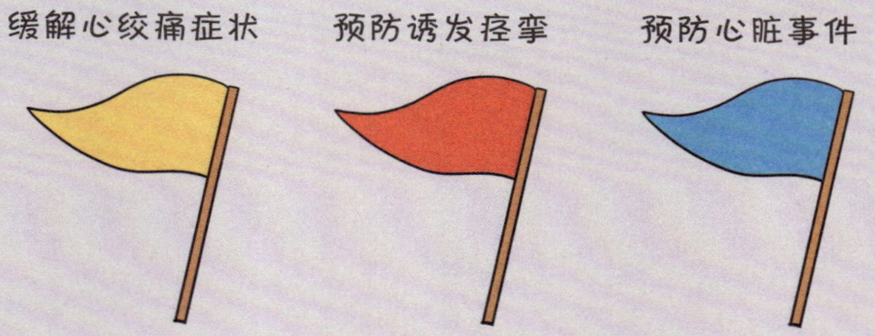

血管痉挛性心绞痛治疗	血管扩张机制（VSMC）	支持证据		
		预防诱发痉挛	缓解心绞痛症状	预防心脏事件
钙离子通道阻滞剂	抑制 VSMC 钙离子经 L 型钙通道进入	√	√	√
长效硝酸盐	促进内皮一氧化氮产生	√	√	?
他汀	抑制 VSMC Rho 激酶途径	√	√	
法舒地尔	抑制 VSMC Rho 激酶	√		
尼可地尔	VSMC 钾通道开放剂 + 硝酸盐效应	√		
西洛他唑	抑制 VSMC 磷酸二酯酶 -3		√	
VSMC：血管平滑肌细胞				

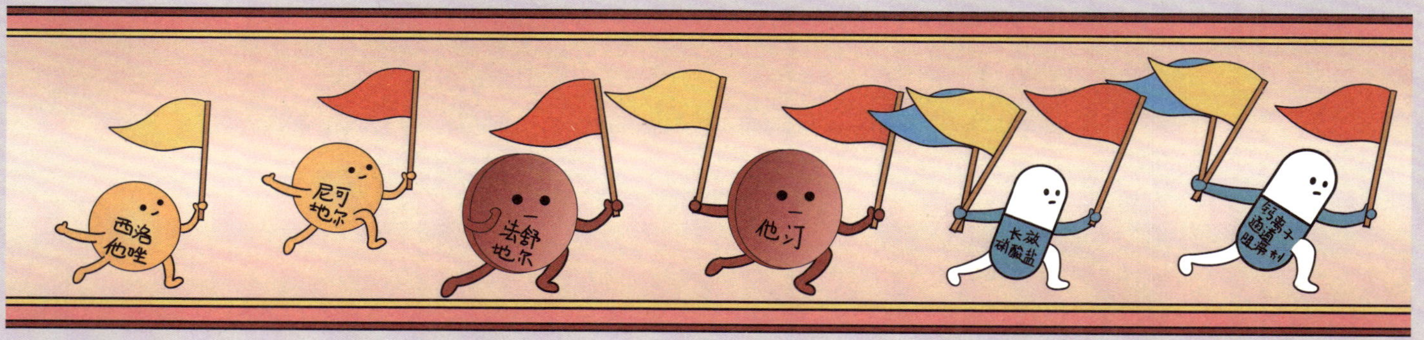

临床上治疗冠状动脉痉挛性心绞痛的药物主要有钙离子通道阻滞剂及硝酸盐类药物等，每种药物机制不同，各有优点。其中舌下含服硝酸甘油是缓解该病最主要的治疗方式。

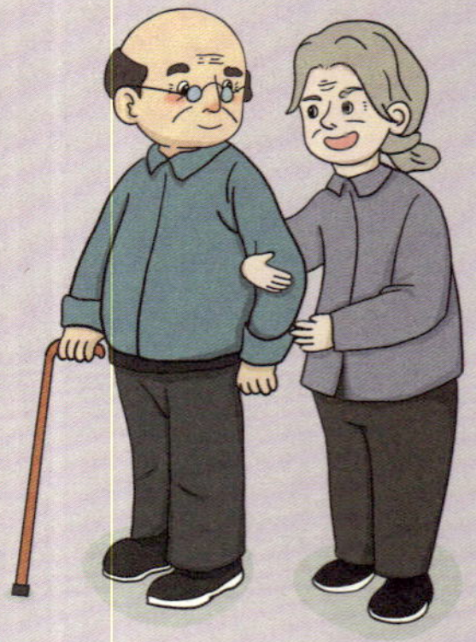

高龄

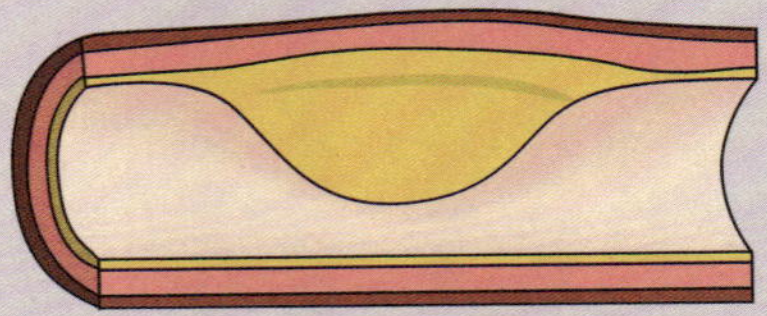

严重的冠状动脉粥样硬化

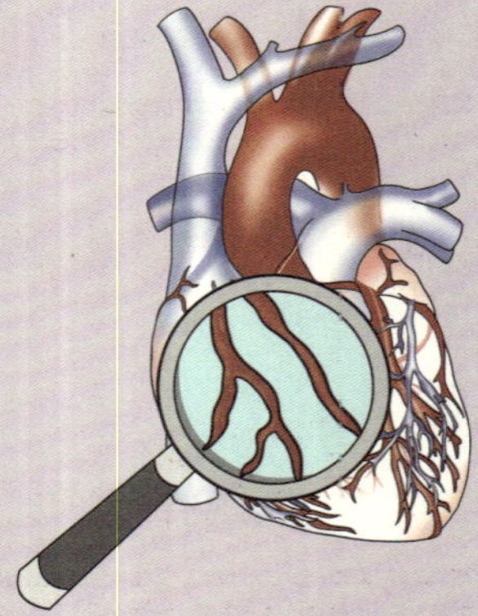

多支血管的痉挛

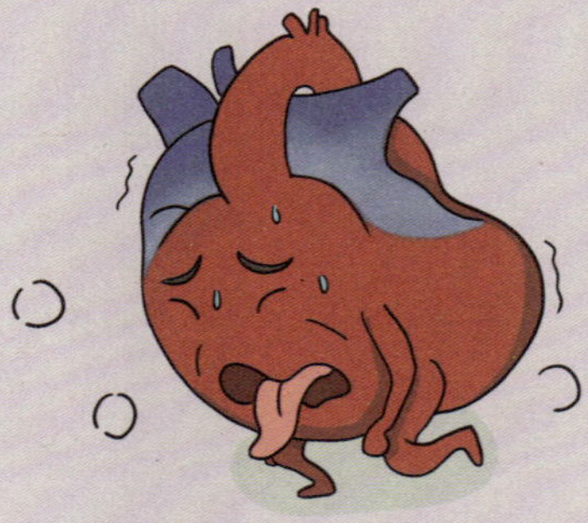

心衰

高龄、严重的冠状动脉粥样硬化、多支血管的痉挛以及心衰，是预后不良的重要影响因素。

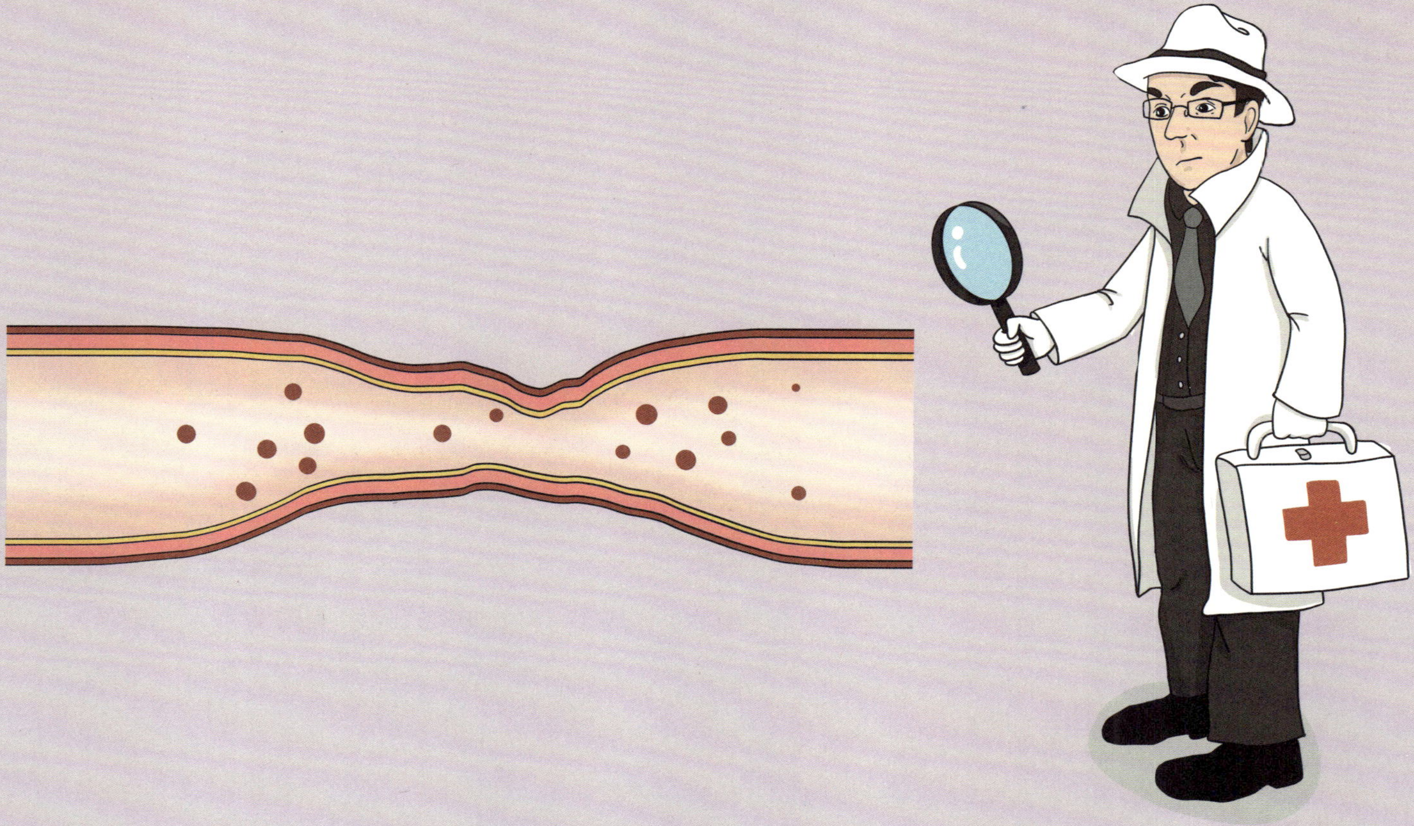

冠状动脉痉挛病因复杂、发作突然且不可预测。该病可发生于心脏的大小血管，目前对其诊断和治疗是心血管疾病的瓶颈，临床研究需更加深入。希望广大读者通过本书能了解缺血性心脏病和冠状动脉痉挛，重视该病的防治，谢谢大家！

后记

值此《带您缉拿心脏缺血幕后黑手》一书付梓之际，感慨之余，思绪万千。

本系列第一本书——《梁教授带您探秘心脏血管微世界》一经出版，便广受好评。在读者们的鼓励下，笔者团队再接再厉，经过字斟句酌、反复推敲，终于在3年后推出了本系列第二本即《带您缉拿心脏缺血幕后黑手》以飨读者。在本书的创作过程中，虽然上一部作品为我们积累了宝贵的经验，但我们仍面临不小的挑战。如何用通俗易懂的言语、丰富幽默的配图，在具有科普性的同时兼顾专业性，这为我们带来了一定的困扰。而且图书编写过程经历了新冠疫情的肆虐，也极大地干扰了我们的进度。尽管如此，笔者团队经历了数十次线上及线下会议的讨论、碰撞和打磨，从思想上大相径庭、迥然不同到心领神会、不谋而合，终于克服困难，完成了本书的创作。

一切过往，皆为序章；所有未来，皆是可期。本书在期盼之中呱呱坠地，如今襁褓中的婴儿已然成人。感谢每一位参与过本书策划、编写和润色的人员，大家群策群力，辛勤劳动，为本书增光添彩。

本书虽然算不上鸿篇巨制，但也是点灯熬油的心血之作。我们的初心是希望给大家带来一本通俗易懂、图文并茂的科普图书，这些用心希望读者都能感受到。当然，更欢迎大家阅读之后提出建议，这将是我们未来努力的方向和前进的动力。

梁 春

2023 年 7 月

本项目研究得到了上海市2022年度科技创新行动计划科普专项（项目编号：22DZ2304500）以及2024年度上海市健康科普专项计划（项目编号：JKKPZX-2024-A12）的支持，在此深表感谢！